中西医
防治视疲劳

彭 锐　周 华　胡昭端◎主编

长江出版传媒　湖北科学技术出版社

图书在版编目（CIP）数据

中西医防治视疲劳 / 彭锐，周华，胡昭端主编．
武汉 ：湖北科学技术出版社，2025. 6. -- ISBN 978-7
-5706-4265-6

Ⅰ．R77

中国国家版本馆 CIP 数据核字第 2025DG4688 号

责任编辑：徐　丹
责任校对：王晓博　　　封面设计：曾雅明

出版发行：湖北科学技术出版社
地　　址：武汉市雄楚大街 268 号（湖北出版文化城 B 座 13—14 层）
电　　话：027-87679454　　　邮　　编：430070

印　　刷：湖北大合印务有限公司　　　邮　　编：433000

787 毫米 ×1092 毫米　1/16　9.5 印张　200 千字
2025 年 6 月第 1 版　　2025 年 6 月第 1 次印刷
定　　价：36.00 元

《中西医防治视疲劳》
编　委　会

主　编：

彭　锐　周　华　胡昭端

副主编：

刘跃斌　桂　伟　邹　阳

编　委（排名不分先后）：

危莞心　焦圣蓉　潘慧娟　刘　武

彭　锐　周　华　胡昭端　刘跃斌

桂　伟　邹　阳　肖　雨　杨泽灿

金　彤　匡　念　彭　佳　邹鑫怡

前　言

在当今信息化、数字化迅猛发展的时代，视疲劳已成为影响人类视觉健康的一大挑战。随着电子设备的普及，长时间盯着屏幕的工作和学习方式，使得许多人面临眼睛干涩、视力模糊、头痛等不适症状，这不仅影响了我们的工作效率，还可能对心理健康产生负面影响。因此，深入了解视疲劳的成因及其防治措施，显得尤为重要。中医药作为中国传统文化的重要组成部分，拥有几千年的医学理论与实践经验，其强调“整体观念”和“辨证施治”，在防治视疲劳方面具有独特的优势。《中西医防治视疲劳》应运而生，旨在为广大学者、医疗工作者及公众提供一部系统、深入的视疲劳防治指南。

本书临床表现与检查章节聚焦于视疲劳的典型症状和诊断流程，旨在提升读者对视疲劳早期识别与评估的能力。治疗章节深入探讨了中医药在视疲劳治疗中的应用，重点展现了中医药在视疲劳治疗中的特色和优势。中医药不仅关注症状的缓解，更注重调理身体的整体状态，旨在通过调整阴阳、疏通经络、养护脏腑，来实现对视疲劳的有效防治。通过详细介绍针灸、推拿、中药内服外用等传统治疗方法，以及中医特色疗法如耳穴压豆、眼周穴位按摩等，展示了中医药在改善眼部血液循环、调整脏腑功能、缓解眼部疲劳等方面的独到之处。最后，本书还探讨了视疲劳的预防与调护，此章节着重于日常生活中的视疲劳预防策略，借助中医养生理论，指导读者通过饮食调养、情志调摄、生活作息调整等手段，从源头上预防和减少视疲劳的发生。

本书的特色在于将中医学的整体观念、辨证论治原则与现代眼科临床实践紧密结合，为读者提供了一套既符合中医理论，又具有实践指导意义的防治体系。本书的出版，不仅是对中医药在眼科疾病防治领域贡献的肯定，也为广大眼科疾病患者提供了一条融合现代与传统的科学防治之路。总体而言，本书不仅是一部中医药防治视疲劳的学术著作，也是一部面向公众的实用指南。希望通过本书的学习，能够帮助读者更好地理解视疲劳，并掌握中医药防治的有效方法，从而提升生活质量，维护眼睛健康。

编者

2025 年 2 月

目　录

第一章 认识视疲劳

第一节 视疲劳的概述

视疲劳的概念最早由 William Mackengin 提出，以视物模糊、流泪和头痛为主要临床特征。1987 年,徐广第在初版的《眼屈光学》中将视疲劳定义为花费超量的视觉活动后引起视紧张，当视器官的主观努力超过其极限，则放弃主观努力致视功能突然下降，视作业暂时中止。2014 年，中华医学会眼科学分会眼视光学组根据其临床经验对本病达成共识,将视疲劳定义为由于各种病因使得人眼视物时超过其视觉功能所能承载的负荷，导致用眼后出现视觉障碍、眼部不适或伴有全身症状等，以至不能正常进行视作业的一组症候群。

近年来，随着信息技术的不断创新与发展，数字化、网络化和智能化进程迅速推进。在这一背景下，视频终端设备（video display terminal，VDT）作为重要的中介角色层出不穷，包括台式电脑、便携式笔记本、平板电脑、学习机、电子书阅读器以及智能手机等多种形式。根据中国互联网络信息中心（CNNIC）发布的第 55 次《中国互联网络发展状况统计报告》显示，截至 2024 年 12 月，我国网民规模已达 11.08 亿人，互联网普及率达到 78.6%。随着 VDT 的高频率和高强度使用，视频终端视疲劳症候群（visual display terminal symptom，VDTS）逐渐引起了人们的关注。VDTS 属于视疲劳的一种，是指在持续近距离注视活动后，双眼因超负荷使用而出现的一系列症状，包括眼部不适、视觉障碍等，同时伴随骨骼肌肉和精神神经系统等全身性症状。由于该病症涉及眼部与全身因素的相互作用，并非一种独立的眼科疾病，其发病机制复杂，因此目前尚未形成统一标准。

国外 1990 年 Rechichit 等研究者提出了判定 VDTS 存在的标准：当一个 VDT 操作

者出现头痛、流泪、眼刺痛、视物模糊、复视、眼痒、畏光、频繁眨眼、恶心及眼部沉重感 10 个主诉症状中的两个或两个以上时，即可判定其患有 VDTS。2005 年，美国视光学会（American optometric association，AOA）将其重新定义为计算机视觉综合征（computer vision syndrome，CVS），即因频繁使用计算机所引发的眼部烧灼感、视物模糊、红眼干涩以及异物感，同时伴随非眼部表现，如肩痛、头痛、背痛和颈部疼痛等。研究者发表的关于 VDTS 的研究认为，该综合征可以分为以下几类症状：眼表症状（如干涩和烧灼感）、眼内症状（包括视觉疲劳和疼痛）、视觉症状（例如视物重影与模糊）以及肌肉骨骼症状（如肩颈部疼痛）。

国内对 VDTS 的研究虽然起步稍晚于国外，但在视疲劳的定义方面已较为全面。中华医学会眼视光学组专家就视疲劳达成了共识，并将其标准定义为具有明确病因，且符合以下症状即可进行诊断：①不耐久视、暂时性视物模糊；②眼部灼烧感、干涩、流泪、眼部胀痛及眼痒；③头晕、头痛、失眠和记忆力减退。然而，该项诊断标准仅基于临床症状，对于非特异性 VDTS 相关的诊断仍存在空缺。

第二节　视疲劳分类

西医作为现代医学的重要组成部分，在视疲劳的研究和诊疗方面成果显著。通过对视疲劳进行科学分类，能更精准地了解病因、病理机制，为个性化治疗方案的制定提供依据。基于此，本文对视疲劳西医分类展开了深入探讨，旨在梳理相关理论，为临床实践和进一步研究提供参考。

一、眼部因素

1. 调节功能异常

由于近距离工作和近视往往也伴随着一系列调节功能的异常，因此调节功能就成为近距离工作与视疲劳、近视之间的关键联动环节。与调节功能异常有关的最常见症状是视近模糊和长时间视近工作后看远模糊。长时间近距离工作需要足够的正相对调节，如果储备量不能满足调节需求，操作者就会因为调节失衡而产生复视、头痛等视疲劳症状。有研究者认为调节滞后可能与视疲劳、弱视及近视的发生发展的机制相关，通过治疗视疲劳可以改善调节功能。VDT 视疲劳患者一般都存在调节幅度和调节灵敏度的降低。当视频设备存在分辨率低和图像对比度低的情况时，与调节功能异常相关的不适症状会加剧。建议这些患者在工作时增加工间休息以减轻症状。

2. 集合功能异常

保持清晰和单一视觉是长时间近距离用眼的基础。人眼的调节与集合具有联动性，根据 Sheard 法则：融合储备应该至少是融合需求（即隐斜大小）的两倍才能较长时间从事双眼视工作；根据 Percival 法则：聚散度的需求应该处于聚散度范围的中间 1/3，才能舒适地较长时间双眼工作，因此把这段中间 1/3 范围，称作集合的舒适区。近距离用眼时，正相对性集合需要保留一定的储备量，当集合不足时，为了维持双眼单视，将使用正性融合储备来补偿。当融合储备力不够时，长时间视近就会出现视疲劳。适当的棱镜矫正和集合功能治疗对改善视疲劳症状很有帮助。

3. 双眼视功能异常

内隐斜、外隐斜或融合储备功能低下等多种双眼视功能异常患者，在长时间用眼后会出现眼胀、眼痛或眼部不适等一系列视疲劳症状。双眼眼外肌肌力不平衡造成潜在的眼位变化，形成隐斜，如外隐斜度数较低，仅需使用部分融合储备，可代偿而无症状。如外隐斜度数高或融合力不足，长期过度使用融合储备，可产生肌性视疲劳。典型症状表现为阅读或近距离工作后，头痛和眼部不适，严重者甚至出现间歇性复视。隐斜是在大脑融合力的控制下不显示偏斜，而当融合反射消失则显示潜在偏斜，常需时时动用融合，因此易产生视疲劳。

4. 上睑下垂

Finsterer 在对上睑下垂的患者进行治疗时发现，此类患者通常伴有视物模糊、泪液增加和视疲劳的症状，认为上睑下垂患者，为了能够视物，通常需要后倾头部呈下颌上抬位，或动用额肌抬高眉弓和上睑，额肌和头皮肌肉持续不断地紧张运动可逐渐引发张力性头痛和视疲劳。尤其对于严重上睑下垂（下垂幅度＞ 4mm）者，症状更为严重。

5. 屈光不正

视疲劳与未矫正或未正确矫正的屈光不正有关。最典型的为未矫正的低度数屈光不正，而较高度数的屈光不正反而很少出现视疲劳。这是由于较高度数的屈光不正导致视力显著下降，通过自身的调节很难获得清晰的视力，视觉中枢放弃了明视的欲望而不再调节，故很少出现典型的视疲劳症状；而当屈光的缺陷较小时，患者会企图通过调节来获得清晰的影像，眼睛在无意识的状态下尽最大努力克服这种缺陷而反复调节，故最容易导致视疲劳，未予准确矫正的屈光不正与低度数的屈光不正表现类似。当患者佩戴瞳距不合适的眼镜，视轴与眼镜光学中心存在偏差产生棱镜效应，且这种偏差超出患者的承受能力时也会产生视疲劳症状。王莉等检查了124例视疲劳大学生发现，大学生视疲劳的主要原因是佩戴了不合适的眼镜。因此合理的屈光矫正对治疗视疲劳尤为重要。

6. 高度屈光参差

屈光参差存在的相关问题有：①双眼矫正镜片不等的棱镜效应；②双眼所需不等的调节；③双眼不等的视网膜成像倍率。两眼视网膜视像大小不等、相差超过5 %以上的耐受限度，便会引起融合困难，干扰视觉而发生视疲劳。轻度的屈光参差尚可以融像，产生立体视，此时患者大多靠调节来维持，但由于双眼的作用是同时的，为了使一只眼睛的像变清楚，就要动用调节，这样会影响另一只眼睛，产生矛盾，从而造成视物疲劳；如果屈光参差发生于幼年且参差量较高，则会产生一眼的抑制，继而发生失用性弱视，还可能继发外斜。

7. 老视

老视是一种生理现象，主要和年龄的增长和晶体的调节有关，是随着年纪增长必然会出现的视觉问题。①晶状体的变化：晶状体随着年龄增大而逐渐老化、硬化，弹性逐渐降低，调节力逐渐下降，从而引发视近困难等症状。②睫状肌的变化：睫状肌发生老化，不能够调节晶状体的屈光度，使光线不能正常投射在视网膜上，引起老花眼的发生。当以上两种变化发生，眼睛调节力不足以满足长时间近距离用眼的需求，老视开始出现，“眼睛酸胀”“用眼不适”等视疲劳症状也逐渐表现出来。

老视者调节力减退，患者要在接近双眼调节极限的状态下近距离工作，所以不能持久；同时由于调节集合的联动效应，过度调节会引起过度的集合，故看报易串行，字迹成双，最后无法阅读，有些患者甚至会出现眼胀、流泪以及头痛等视疲劳症状。

8. 干眼症

临床研究发现视疲劳与干眼症密切相关。Todal等对524例首诊病例进行问卷调查、眼科检查，发现21.2%患者有视疲劳症状，15.3%的患者被诊断干眼症；而且在视疲劳患者中51.4%的患者患有干眼症，远高于整个调查人群发病率的15.3%；同时71.3%干眼症患者有视疲劳症状，同样高于整个调查人群发病率的21.2%。同时有研究显示，由于计算机的频闪、扫描画面的闪烁跳动、文字密集、人机等功效问题导致工作人员泪液分泌量下降，眨眼频率减少，也是导致视疲劳的重要因素。眼表的泪膜参与了屈光视觉，因此干眼症患者常会出现视疲劳症状。Todal等的研究发现，51.4%因视疲劳首诊的患者出现干眼症状，同时71.3%因干眼症状首诊的患者也伴有视疲劳，这表明干眼症和视疲劳之间存在联系。①干眼造成眼表生理病理的改变，炎症、角结膜上皮的损伤、角膜神经的异常改变和纤维暴露，都会导致患者出现一系列眼部不适症状，从而进一步导致用眼疲劳。②泪膜不稳定导致光学质量的改变，引起视疲劳。光学质量是一个很复杂的问题，这里打个比方来说明一下泪膜对光学质量的影响。

最初的认识，泪膜分为 3 层，最新的研究表明，泪膜的水液层和黏蛋白层没有明确的界限，水液和黏蛋白混合成泪膜第 2 层。泪膜覆盖在眼表，形成一层透明的膜。角膜是眼睛屈光介质的第一层，进入眼内的所有光线，都是从角膜这个入口，经瞳孔进入眼内，最终在视网膜上成像。其实，角膜并不是完全光滑的，角膜上皮间存在着不规则的界面。那么，角膜就像一层不那么光滑的毛玻璃。泪膜在光学质量方面的影响就是，它让角膜这层毛玻璃，变成光滑的透明玻璃。泪膜刷一层，毛玻璃就变成光滑玻璃，就形成一层光滑的屈光界面，构成完美的光学质量。反之，泪膜不稳定，光线照在毛玻璃上，光学质量就差了，眩光、重影、视物模糊就出现了。光学质量下降，导致人眼需要不断地通过改变调节或者增加大脑融像负荷来弥补，眼睛的负担加重了，视疲劳也就出现了。

眼干涩感已成为 VDT 操作人员最常见的症状。操作视频终端时，操作者的眨眼模式也会发生改变，这种改变会影响眼表泪膜质与量的变化。VDT 工作者每分钟眨眼 5 ～ 10 次，少于正常人的每分钟 20 ～ 25 次。眨眼次数减少导致泪液不能均匀涂布于角膜表面，泪液分泌量减少或黏液缺失，从而增加了泪液蒸发速率，使泪膜变薄而改变泪膜张力，导致泪膜破裂加速而产生干眼。国外研究显示，VDT 使用过程中不完全瞬目次数增多，不完全瞬目对角膜重新湿润无效并会导致泪膜的不稳定。许文涵等发现 VDT 的蓝光会使泪膜的稳定性下降。也有研究认为，VDT 会引起睑板腺功能异常，使 VDT 操作者的干眼症状进一步加重。

环境湿度低、强制通风、空调或换气扇是造成电脑工作者干眼症状的环境危险因素。在已存在干眼或泪膜功能异常的患者中，这些危险因素会加重眼部症状。改善工作环境和调整优化视频显示器位置是减轻干眼症状的有效措施。

9. 眼科手术

目前存在的可能引发术后视疲劳的因素较多，如术后早期双眼视功能变化、干眼参数变化、术后屈光度波动以及光学像差等各个因素都可能与之相关，且病因较为混杂。各类眼科手术后的早期均可能出现不同程度的视疲劳症状，但通常是自限性的，如角膜屈光手术、白内障手术、青光眼手术和斜视手术等。LASIK 术后（准分子激光原位角膜磨镶术）早期出现视疲劳症状主要是因为手术改变了角膜的生理结构及屈光状态导致调节力的改变。

10. 某些眼病

症状性视疲劳通常与近距离工作或阅读无明显关系，往往是与眼病有关。多种眼病均可诱发视疲劳，如白内障、结膜炎、睑板腺功能障碍、睑缘炎、角膜炎、眶上神经痛等。

二、环境因素

工作和生活环境中的各种光线与色觉搭配异常刺激都可能出现视疲劳。视觉过程中周围光线不足可以导致调节紧张，VDT 的眩光和反射，都可以造成视疲劳。显示器的高度、角度、画质等因素，也对视疲劳造成影响。

长时间近距离工作、工作或阅读环境照明不足、VDT 工作环境等都可以导致调节紧张，产生视疲劳。国外有学者选 24 名大学生志愿者作为受试者，分别用 20cm、40cm 的距离视物各 20min。结果发现视近更容易出现视疲劳。这项研究也支持反对长时间近距离用眼的现行理论，同时证明了视疲劳与视点距离的关系。Janosik 和 Grzesik 发现减少视疲劳的 VDT 工作环境的灯光照明应在 200lx 以上。Kolker 等认为 VDT 文字由许多像素组成，空间频率较低，文字边界略欠清晰，对比度相应下降，造成患者调节反应不准确，与视疲劳有着一定的相关性。另外，患者的精神状态和全身情况也与视疲劳的发生密切相关，精神压力大、体质衰弱的患者易产生视疲劳。

三、神经因素

副交感神经和视皮质的高度兴奋与视疲劳的发生有关。Nakamura 用带瞳孔计的红外线视力计研究视疲劳患者 20 例 20 只眼的瞳孔收缩状态，以 20 只正常眼作为对照。结果显示视疲劳组的瞳孔平均直径小于对照组（$P < 0.01$），显示瞳孔处于高度收缩状态，同时视疲劳患者调节性暗焦点较对照组明显增大，显示虹膜或睫状肌存在异常副交感神经兴奋，认为支配虹膜或睫状体的副交感神经的过度兴奋可能是导致视疲劳的原因之一。Kinoshita 的研究同样认为，视疲劳患者瞳孔紧张和较高的张力性调节是副交感神经兴奋性增高的结果。Evans 在 Meares-Irlen 综合征的研究中认为视皮质的高度兴奋同样也可产生视疲劳。

四、精神、心理和全身因素

多数学者认为视疲劳的发生和发展与身体和精神（心理）内在环境的不平衡有重要关系，虽然疲劳首先表现在眼睛，但病因往往是复杂的全身性疾病。

现今电子设备广泛应用，成瘾的趋势也开始逐步显现，45%的手机使用者在离开手机时感到焦虑。以往研究表明，手机依赖与失眠、抑郁、焦虑等负面情绪相关。也有研究表明，负面情绪会使内分泌紊乱，导致眼部环境受到影响，加重视疲劳症状。睡眠充足可改善睫状肌的疲劳状态，恢复功能，从而使视疲劳症状得到改善。一项关于日本办公室职员的研究发现，健康的精神状态、外向的性格、较强的社会认同感及较小的工作压力会降低视疲劳的患病风险。

干燥综合征早期、怀孕期、哺乳期、月经期、更年期综合征、过度睡眠不足、神经官能症等全身因素与视疲劳密切相关。

五、验配不适

配置合适的眼镜有助于改善视力，缓解视疲劳的发生和发展，反之则会加重眼部不适。针对大学生配镜不适引发视疲劳现状的研究指出，配镜不适会导致调节与辐辏失调，从而容易引起视觉疲劳，并且诸多临床研究表明，过度地矫正近视镜或远视镜矫正不足均会导致光线进入眼球后再经过折光系统作用使焦点落在视网膜后，间接形成人工远视，加重了眼内肌的调节负担，进而加重了视疲劳。

六、用眼习惯

不健康的用眼习惯会在一定程度上影响视力功能，如仰卧位或俯卧位等不规范的阅读姿势、阅读距离不合适、阅读光线不充足和反复搓揉眼睛等，易导致眼部睫状肌失去舒缩能力，导致视疲劳。邱天明等人对大学生视疲劳的原因分析结果显示，大部分视疲劳学生每天都会近距离阅读或者连续使用电脑数小时，而且在用眼过程中并没有采取一些如闭眼休息、远眺或按摩眼部等舒缓措施。

第三节　视疲劳的流行病学

随着“互联网 +”的推动，无纸化办公的普及，智能手机娱乐的发展等，人群中视疲劳的患病率出现显著的提升，由此引起的健康问题越来越受到社会的广泛关注。视疲劳在多个方面的流行病学研究结果显示如下。

在患病率方面，23% 学龄儿童、64% ～ 90% 电脑使用者及 71.3% 干眼患者均有不同程度的视疲劳症状。王家琦等对全国 127 所大学进行 6 000 份问卷调查发现，大学生人群中视疲劳的患病率为 53.5%。杨永升等对北京某网络公司 141 名在岗员工进行调查发现，该公司 97.9% 的人患有 VDTS。曹文婷等采用问卷方式，对全国 1 825 名青少年学生进行调研，发现 51.1% 的学生出现视疲劳。孙树茂等随机抽取 1 570 名山西大学生进行电子问卷调查，结果表明视疲劳在大学生群体中呈高发态势。

在常见症状的发生率方面，国内学者邓如芝等运用自行研制的视疲劳调查表对我国普通民众的视疲劳现状展开调研，在我国 24 个省份（总计 163 个城市）采集到 1 909 份有效问卷。该问卷涵盖了包括“眼部不舒服”“眼部干涩”等在内的 3 个维度。研究结果表明，“眼部干涩”和“用眼时感觉到眼部不舒服”属于受调查人群常见的不适症状，其发生率分别为 16.26% 和 13.28%，并且 40 岁以上人群的“眼部干涩”和“用眼时感觉到眼部不舒服”症状显著高于 40 岁以下人群；在“眼部干涩”的人群中，“眼部不舒服”的发生率为 44.85%，而在“眼部不舒服”的人群中，“眼部干涩”的发生率为 54.66%。杨朝政等对 23 个省（直辖市、自治区）近 40 所高校在校大学生中通过网络问卷的方式随机抽取研究对象，发现大学生 VDTS 患者视觉疲劳发生概率为 89.9%，且随着日均使用时长的增加，眼部症状的表现越明显。在大学生 VDTS 患者中，眼睛干涩、磨砂感、眼红、晨起睁眼困难、眼睑似粘连、畏光、24h 内存在较大视力波动等眼部症状的情况较为突出，其中 24h 内存在较大视力波动的发生率高达 70.7%。

在性别差异方面，王家琦等在研究中针对 4 848 名学生进行视疲劳分析发现，存在视疲劳症状者在总调查人数中占比 53.5%，女性略高于男性，其中约 33.8% 的学生对电子产品存在较强依赖，每天使用电脑、手机和平板等电子产品大于 4h 以上的人数比例高达 38.3%。叶文静等人通过对 689 名医学生展开调查研究，结果显示视疲劳的总体发生率为 61.54%，其中，女性占比 66.62%，男性占比 33.38%，不同性别之间的患病率存在统计学意义上的差异。

在不同职业方面，汪东颖等对上海市 72 名射击运动员进行问卷调查，结果表明射击运动员普遍存在视疲劳问题。金茹娜等调查发现，医护人员的视疲劳发病率高于 50%。田春雨等对 373 名需要长期视频作用的远航舰员进行调查，结果显示 63% 的舰员患有视疲劳，屈光不正及视频终端使用时间过长是主要的危险因素。视疲劳发病率的升高也引起了一些高危行业的高度关注，徐静等对 1 631 名男性民航飞行员进行调查，发现眼睛干涩这一症状的检出率最高，约 44.45%。目前，视疲劳呈低龄化趋势，情况不容乐观。

综上所述，视疲劳在不同的年龄段均有较高的发生率，女性的患病率高于男性，以眼部不适感及干涩为主要症状，在不同的职业中，使用 VDT 的时间不同，其临床表现的严重程度亦不同。

第二章 眼部解剖和功能

第一节 眼球的解剖结构

一、总论

在认识视疲劳的定义之前，我们首先要了解眼部的解剖结构。结构决定了功能，只有充分认识到眼的结构和功能，我们才能认识到视疲劳的产生原因，进而根据产生的原因做好治疗及预防等工作。

眼部解剖分为眼球、眼副器及眼部的血管和神经。

眼球是眼能发挥功能的主要部分，能够接收外界的光刺激，将外界的光刺激转换成电信号通过眼部的神经产生神经冲动，通过视觉传导通路传至大脑视觉中枢，产生视觉。而眼副器则是眼球周围和附近对眼球起支持保护运动作用的结构，包括眼睑、结膜、泪器、眼球外肌等。眼部的血管给眼球、眼副器提供血液供应等。

二、眼球

眼球，这个近似球形的器官，直径约 24mm，是视觉系统的主体部分。它主要由眼球壁和眼球内容物两部分组成，见图 2–1。

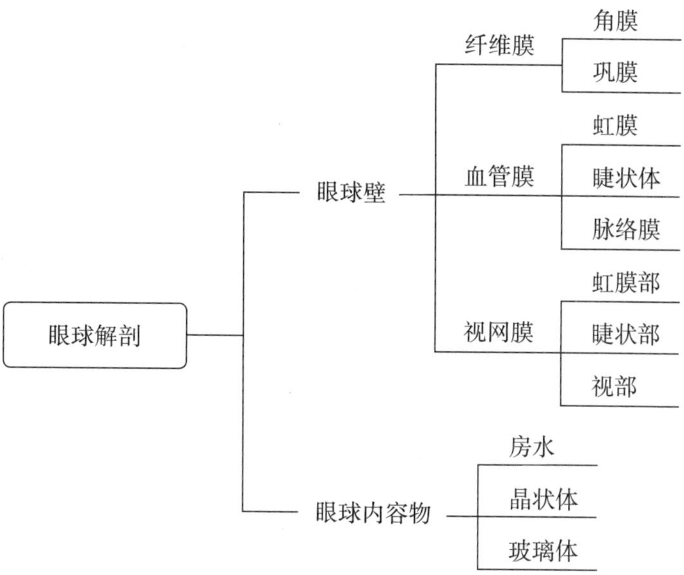

图 2-1　眼球解剖

（一）眼球壁

具有支持和保护眼球、营养眼球内组织及遮光和感受光刺激的作用。我们将其分为三部分，每个部分的功能也不一样。眼球水平解剖图见图 2-2。

1. 外层

主要由透明的角膜和不透明的巩膜构成。角膜，又俗称“黑眼珠”，其实它本身透明无瑕，只是由于周围巩膜的衬托而显得黑亮。角膜不仅是眼球的保护盾，还为眼睛提供固定的屈光度，是光线进入眼球的第一道屏障。同时，角膜的屈光率通常保持不变，对于光线的改变比较单一，一般情况下以相同的角度改变光线。在近视患者中，角膜曲率一般与近视度数成正比。巩膜，即我们俗称的“眼白”部分，呈乳白色不透明状，厚而坚韧，有保护眼球内容物和维持眼球形态的作用。巩膜形成了眼球的坚实外层，保护眼内组织，并为眼球提供支撑。同时，巩膜也是眼球外部肌肉的附着点。

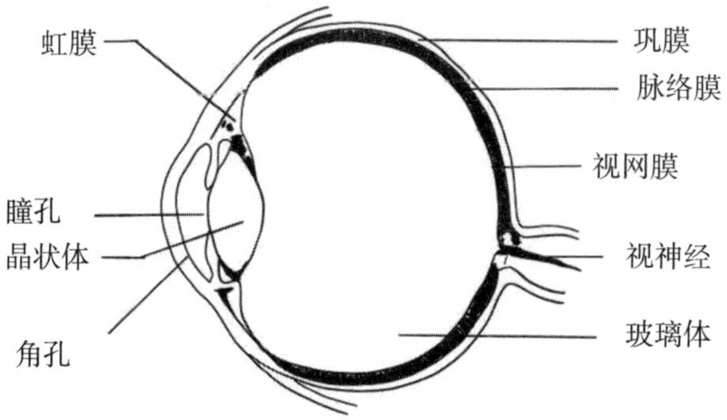

图 2-2　眼球水平解剖图

2. 中层

包括虹膜、睫状体和脉络膜。虹膜，位于角膜和晶状体之间，虹膜的中央是瞳孔，周围有环绕瞳孔排列的肌肉。如同相机的光圈一样，通过肌肉的运动来收缩、舒张瞳孔，调节瞳孔的大小从而控制进入眼球的光线量，能让眼球适应强弱光环境并保护视网膜和神经。而我们不同颜色的“眼睛”也是因为虹膜的颜色不同。睫状体则与晶状体的调节密切相关，通过其平滑肌的收缩与放松，改变晶状体的形状，从而实现对焦。同时，睫状体还可以产生房水。脉络膜则像相机的暗箱，为眼球提供营养并吸收多余的光线。

3. 内层

内层是视网膜。视网膜分为虹膜部、睫状部和视部。这层薄而透明的神经组织如同相机的感光元件，负责将光信号转化为神经信号，而视部是产生视觉的关键部位。视部位于脉络膜内面，视部上的黄斑区是视觉最敏感的部位，相当于相机的中心焦点。在视神经周围有呈圆盘状的结构，又称为视神经盘。我们检查眼底也是观察视网膜的状态，见图 2–3。

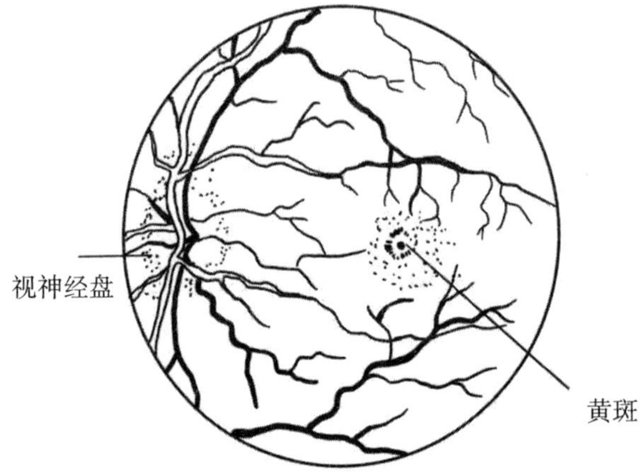

图 2–3　眼底示意图

视部最上层，是视锥细胞和视杆细胞（感光细胞）。它们的作用就是将外界的光信号捕捉，视锥细胞主要捕捉日间的各种光亮，承担主要的感光工作，而视杆细胞更多捕捉微弱的光线。在感光细胞接收到光信号之后，传导给了中间层的双极细胞。而双极细胞继续将信号传递到节细胞。最内层的节细胞负责整合和处理信息，穿过了脉络膜和巩膜，最终形成了视神经。这条视神经就像是连接城市与外界的桥梁，将我们感知到的世界传递给大脑进行进一步的解读和处理。

（二）眼球内容物

包括房水、晶状体和玻璃体。它们都是无色透明的，与角膜共同构成眼的屈光系统。

房水为角膜和晶状体提供营养并且维持正常眼压。晶状体相当于双面凸透镜，能够根据视物的远近自动调节其曲率，从而确保光线能够准确地聚焦在视网膜上，是眼屈光的主要部分。玻璃体则充满了晶状体与视网膜之间的空间，起到支撑眼球壁和改变焦距的作用。

三、眼副器

眼副器包括眼睑、结膜、泪器和眼球外肌等部分，它们共同为眼球提供保护、运动和营养支持。

（一）眼睑

眼睑是我们熟识的“眼皮”，就像是眼球的“遮阳帘”，它们由皮肤、皮下组织、肌层、睑板和睑结膜等结构组成，就像是由多层布料制成的窗帘一样，见图 2–4。当我们闭上眼睛时，“遮阳帘”就会轻轻地合上，为眼球遮挡住外界的光线和尘埃；而当我们睁开眼睛时，“遮阳帘”又会迅速拉开，让我们能够清晰地看到外面的世界，为眼球提供了必要的保护和休息。

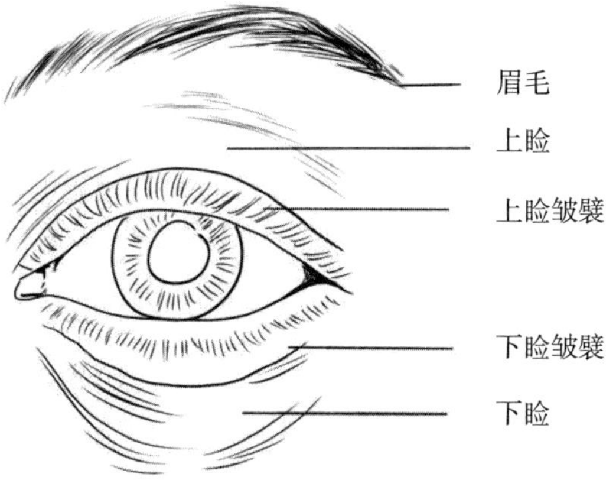

图 2–4　眼睑示意图

（二）结膜

结膜就像是眼球的一层透明的“隐形外套”，它紧紧地贴附在眼球和眼睑的表面，为眼球提供了一层光滑而湿润的保护层。这层“外套”富含血管和神经末梢，不仅能够帮助眼球保持湿润和清洁，还能够感知外界的刺激和变化。没有了这层“外套”的保护，眼球就会变得干燥、粗糙和易受伤害。

（三）泪器

泪器则像是眼球的“储水站”，它由分泌泪液的泪腺和排泄泪液的泪道组成。泪腺就像是一个小型的水泵站，不断地分泌出清澈的泪液来滋润眼球；而泪道则像是一条条细小的水道，负责将多余的泪液引流到鼻腔中排出。这使得眼球能够始终保持湿润和清洁的状态，避免了干燥和感染的风险，见图 2-5。

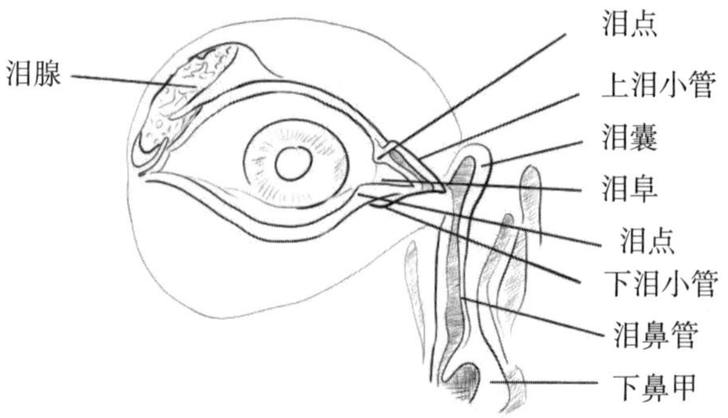

图 2-5　泪器示意图

（四）眼球外肌

眼球外肌又分为运动眼球的肌肉以及运动眼睑的肌肉。运动眼球的肌肉就像是眼球的四肢，它们一共有 6 条强壮的“肌肉”，分别是上、下、内、外四条直肌，以及上、下两条斜肌。这些肌肉紧密合作，通过收缩和放松，帮助眼球灵活地向上、下、左、右以及斜向转动，让我们能够自由地观察四周的环境，见图 2-6。直肌包括上直肌、下直肌、内直肌和外直肌。上直肌使瞳孔转向上内；下直肌使瞳孔转向下内；内直肌使瞳孔转向内侧；外直肌使瞳孔转向外侧。斜肌包括上斜肌和下斜肌。上斜肌可使瞳孔转向下外；下斜肌可使瞳孔转向上外。任何方向的运动都是双眼肌肉协同运动的。

运动眼睑的肌肉为上睑提肌，可以使眼睑上抬。多数人俗称的“肿眼泡”和眼睑提肌肌无力有着密不可分的关系。

此外眼球周围还有眼轮匝肌，虽然这块肌肉不属于眼球外肌，但是眼轮匝肌负责使眼睑闭合，也是眼部的重要肌肉。

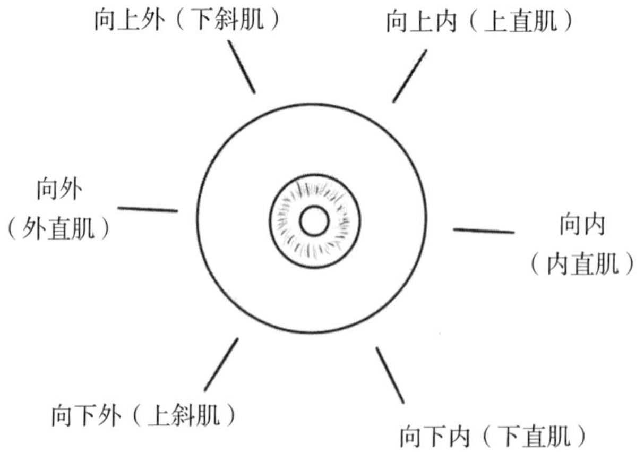

图 2-6　眼球外肌调控眼球方向示意图

（五）眶筋膜

眶筋膜就像是眼球的一张柔软而坚韧的“保护垫”，它不仅为眼球提供了稳定的支撑，还像一张网一样，将眼球和周围的眼球外肌等结构紧密地联系在一起。这张“保护垫”与眶骨膜紧密相连，形成了一道坚固的防线，保护着眼球免受外界的冲击和伤害。同时，它还像是一个过滤器，只允许必要的物质进入眼球周围的空间，确保眼球处于一个安全、舒适的环境中。

四、眼部血管和神经

眼部血管主要分为动脉和静脉两大类，它们共同维持着眼部的血液供应和回流。

（一）动脉

眼球的血液供应主要来自眼动脉，眼动脉在汇入滑车上动脉的过程中，不断分支，以供应眼球、眼球外肌、泪腺和眼睑等部位。眼动脉的主要分支有视网膜中央动脉、睫后短动脉、睫后长动脉、睫前动脉、泪腺动脉等。我们主要介绍的是眼动脉和视网膜中央动脉。

1. 眼动脉

眼动脉是眼部血管的主要来源，起自颈内动脉，在视神经下方经视神经管进入眼眶。眼动脉在眼眶内发出多个分支，为各部位提供营养。

2. 视网膜中央动脉

视网膜中央动脉是眼动脉的重要分支，也是供应视网膜内层的唯一动脉。可以把它看作视网膜的命脉，视网膜中央动脉阻塞时可导致眼全盲。它在眼球后方穿入视神经内，行至视神经盘处穿出，分为四支，呈“X”形分布于视网膜各部，营养视网膜内层。

（二）静脉

眼静脉又分为眼球内静脉和眼球外静脉，我们也简述 3 条静脉。

眼上静脉和眼下静脉是眼部的主要静脉，收集眼球和眼眶内的静脉血。

视网膜中央静脉和视网膜中央动脉一起行走，回纳视网膜的静脉血，出视神经后注入眼上静脉。

（三）眼部神经

眼部神经主要包括视神经、动眼神经、滑车神经和展神经等，它们共同支配着眼球的运动、感觉以及瞳孔的调节等功能，见表 2–1。

表 2-1　眼部神经及其功能

眼部神经	功能
动眼神经	控制眼球上下左右转动，还控制着瞳孔的大小
滑车神经	控制眼球向下和向外看
展神经	控制眼球向外侧转动
视神经	传导视觉冲动
交感神经	控制瞳孔的收缩
副交感神经	控制泪腺
眼神经	视器的各种感觉（如痛觉、温觉、触压觉等）

第二节　眼的生理功能

在了解了眼的解剖结构之后，为了能够进一步了解视疲劳产生的深层原因，我们要根据眼的结构去熟悉眼的功能，即视觉。视觉是人们从外部世界获取信息的最主要途径。

接下来这一节主要是阐述视觉产生的详细过程和与视觉相关的生理现象。

一、视觉产生的过程

首先我们一起来了解一下视觉产生需要几个步骤，第一步当然是捕捉外界的信息，我们从上一章节中了解到产生捕捉光的感光细胞位于视网膜，那么为了在视网膜的感光细胞上呈现真实清晰的图像，我们需要将光折射到视网膜。通过角膜、房水、晶状体和玻璃体等多个折射界面，最终将光线聚焦在视网膜。

光线首先通过眼睛的角膜，接着，光线穿过瞳孔，瞳孔的大小可以根据光线的强弱自动调节，以控制进入眼睛的光线量。然后，光线经过晶状体的进一步折射。最后，光线穿过玻璃体聚焦在视网膜。在这个过程中，眼睛会根据物体的远近进行调节，当我们想看清的物体从远至近时，我们的晶状体受睫状肌影响变凸，就像拍摄过程中我们调整焦距一样，使图像最终呈在视网膜。

接着就是感光细胞起作用，当光线照射到视网膜上时，这些感光细胞会发生光化学反应，将光信号转化为神经信号。这些神经信号随后通过双极细胞、神经节细胞等逐级传递，最终汇聚到视神经。

视神经将这些信号传导至大脑视觉中枢，神经冲动到达大脑后，首先进入视觉皮质（也称为视区），这是大脑皮质中专门负责处理视觉信息的区域。在视觉皮质中，这些神经冲动被进一步分析和整合，形成我们所感知到的视觉图像。

视觉皮质中的不同区域负责解析视觉信息的不同方面，如形状、颜色、亮度、运动等。这些解析过程使得我们能够感知外界物体的各种属性。

我们也可以将视觉产生的过程类比成照相机成像的过程，先取景，再根据远近虚实等确定焦距，最后按下快门产生图片，见图 2–7。

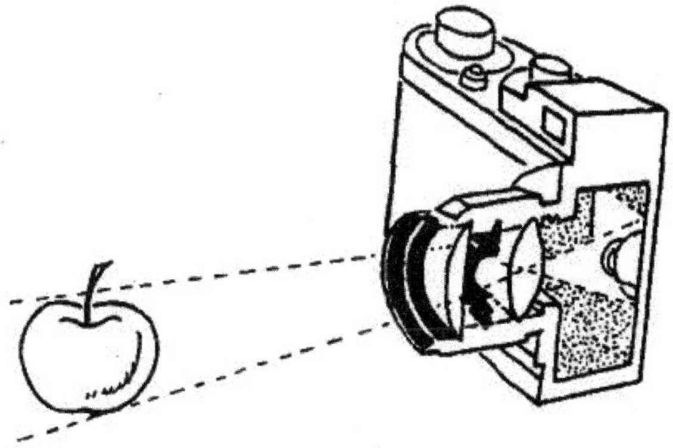

图 2–7 相机成像

而对于双眼视觉系统来说，来自两只眼睛的信息会在大脑中进行整合，形成具有深度和立体感的视觉感知。这种整合过程依赖于双眼视神经的交叉投射以及大脑对双眼信息的比较和融合。

二、与视觉相关的生理现象

1. 视力

视力是指眼睛对物体清晰度的感知能力，通常用来衡量人们看清楚物体细节的能力。

视力就像是一扇镶嵌在眼眶中的精致窗户，它不仅让我们领略世界的五彩斑斓，更是细节捕捉的高手。然而，这扇窗户有时也会变得模糊，可能是被近视的薄雾笼罩，或是远视让它难以触及近处的美景，还有散光的迷雾让色彩和线条变得扭曲。

近视和远视产生的原因都是因为晶状体的调节出现问题，不能正常成像于视网膜。而散光通常是因为角膜表面不再呈正球面，使光线不能正常聚焦形成焦点。

2. 视野

视野是指眼睛在保持头部和眼球不动的情况下，能够看到的空间范围，包括中央视野和周边视野。

我们可以将中央视野视为相机的中心焦点，清晰锐利；而周边视野，则是那环绕四周的广角镜头，捕捉着每一个细微的动静。视野的损害通常表现为视野缩小或出现盲点，常见于青光眼、视神经病变、视网膜病变等眼部疾病。

3. 暗适应和明适应

（1）暗适应：当人从光亮的地方突然进入黑暗的地方时，视觉感受性会逐渐提高，经过一段时间后能够逐渐看清暗处的物体，这个过程称为暗适应。暗适应主要依赖视网膜中的视杆细胞，它们对弱光敏感，能够在暗处逐渐合成视紫红质，从而提高对弱光的敏感度。

（2）明适应：当人从黑暗的地方突然进入明亮的环境时，会感到光线刺眼，眼睛需要一段时间来适应强光，这个过程称为明适应。在明适应过程中，瞳孔会缩小以减少进入眼睛的光线量，同时视网膜中的视锥细胞开始发挥作用，使视觉逐渐恢复正常。

暗适应我们也可以理解为当夜幕降临，我们的眼睛化身为敏感的夜行者，视杆细胞如同微小的光敏传感器，在黑暗中缓缓合成视紫红质，让微弱的光线也能绽放出璀璨的光芒。而明适应则是眼睛迅速调整，明适应过程中瞳孔迅速缩小，更像是一扇迅速关闭的门，阻挡着刺眼的强光，视锥细胞则迅速帮助我们看清周围，让视觉世界重新焕发生机。通常情况下，暗适应所需的时间比明适应更长，暗适应需要几分钟到半小时不等，而明适应通常只需要几秒。

4. 视后像和融合现象

（1）视后像：当光刺激终止对感受器的作用后，它所引起的视觉并不立即消失，而是会出现一个短暂的驻留现象，称为视后像。

（2）融合现象：当刺激不是连续作用于视网膜，而是断断续续作用时，随着刺激物频率的增加，人们会感受到连续的刺激而非断断续续的刺激。

视后像分为正后像和负后像，正后像的品质与刺激物相同，而负后像的品质与刺激物相反。视后像是电影、动画等连续动态图像呈现的基础。正后像如同温暖的拥抱，延续着视觉的温馨；负后像则像是调皮的恶作剧，让色彩玩起了反转游戏。正如这张图像，见图 2–8，仔细盯住这个图像一段时间后，再看向白墙，这个图像又会浮现在你的眼前。而融合现象在老式胶卷电影、飞机螺旋桨等的视觉感知中尤为明显。融合现象如同时间的魔术师，将断断续续的视觉碎片编织成连续的故事。就像老式电影放映机，一帧帧的画面快速闪过，但在我们眼中却化作了流畅的动态影像。这种奇妙的融合，让我们的世界更加生动，更加连贯。我们喜欢看的小人书连环画等也是通过这种形式“动”起来的。

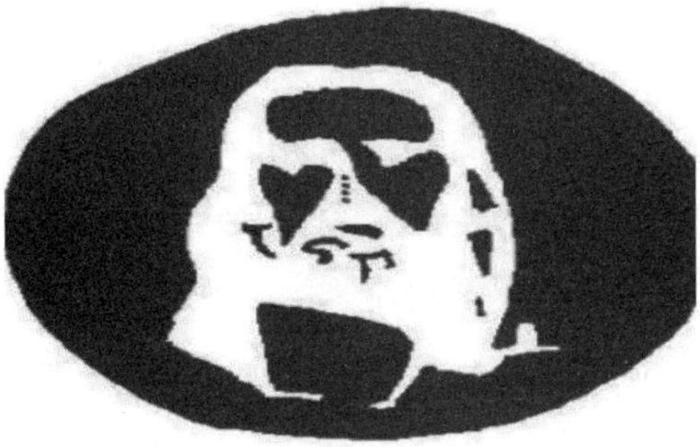

图 2-8 神奇的视后像（图源于网络）

5. 双眼视觉和立体视觉

（1）双眼视觉：双眼视觉是指两只眼睛同时注视同一物体时所产生的视觉感知。双眼视觉能够提供更广阔的视野和更准确的深度感知。

（2）立体视觉：立体视觉是双眼视觉的一种特殊形式，它使我们能够感知物体的三维形状和空间位置。立体视觉依赖于双眼之间的视差（即两只眼睛看到同一物体的角度差异）以及大脑对双眼信息的整合和处理。

双眼视觉，是我们探索世界的双重保险，两只眼睛如同两位默契的探险家，共同绘制出一幅幅精确的三维地图。它们不仅拓展了我们的视野范围，更赋予了我们判断距离和深度的能力。立体视觉，则是这双重视界中的魔法师。它利用双眼之间的微妙视差，像是一把神奇的钥匙，打开了三维世界的大门，让我们能够准确地感知物体的形状、大小、位置以及它们之间的空间关系。这种立体感知能力，让我们的世界变得更加丰富、更加真实。通过双眼视觉和立体视觉，我们才能将看到的物体更加准确地反馈给我们的大脑。

三、泪循环

泪循环，也称为泪液循环，是眼睛保持湿润和清洁的重要生理过程。

（一）泪液的产生

泪液主要由泪腺分泌产生。

泪腺位于眼眶外上方，分为上下两部分，上部分为眶部泪腺，较大，形态类似于杏仁，大约（12×20）mm，下部为睑部泪腺，较小。泪腺的主要功能是分泌泪液，从而保持角膜和结膜的湿润，防止眼球干燥，同时清除结膜囊内的尘埃和微生物。泪液在分泌后，首先通过排泄管流入结膜囊，这是眼球前部的一个结膜囊状间隙，能够容纳泪液，并对眼球起到润滑和清洁的作用。

（二）泪液的排出

泪液从泪点排出，进入泪小管然后流经泪囊和鼻泪管，最终排入鼻腔。

首先，泪液在维持眼球表面湿润与清洁方面扮演着至关重要的角色，而这一过程的启动与完成精妙地借助于人体的生理机制，特别是眨眼动作与泪小管的自然虹吸效应。每当眼睑轻轻闭合再张开，即完成一次眨眼，这一简单的动作不仅是视觉调节的重要手段，还巧妙地促进了泪液在眼球表面的均匀分布。眨眼时，眼睑对眼球表面的轻柔压迫，不仅有助于去除附着在眼球上的微小异物，还通过瞬间增加眼内压，为泪液提供了一个向外流动的驱动力，使得泪液能够更顺畅地开始其排出过程。

泪液从眼球表面的泪点作为起点，这里是泪液离开眼球表面的门户。一旦泪液汇聚至泪点，便自然流入纤细的泪小管中。泪小管，作为泪液排出的第一站，其内壁具有特殊的结构和表面张力，能够高效地收集和引导泪液向前流动，这一过程类似于自然界中的虹吸现象，无须外部动力即可实现液体的定向传输。

随后，泪液继续其旅程，流经泪囊。泪囊是一个位于眼眶内侧壁前下方的囊状结构，它如同一座临时的“蓄水池”，在泪液排出过程中起到缓冲和暂时储存的作用，确保泪液能够平稳、有序地流向下一阶段。

最终，泪液通过鼻泪管这一狭窄而关键的通道，连接起泪囊与鼻腔，实现了从眼部到鼻部的跨越。鼻泪管作为泪液排出的最终通道，其开口巧妙地位于鼻腔的下鼻道，这样的设计既保证了泪液能够顺利排出，又避免了泪液外流造成的困扰。当泪液流经鼻泪管进入鼻腔时，往往与鼻腔内的分泌物混合，最终可能以鼻涕的形式排出体外，或被鼻腔黏膜吸收，从而完成了整个泪液循环的闭合回路。

（三）泪循环的意义

1. 保持眼球湿润

泪液循环不断为眼球提供湿润环境，防止眼球干燥和损伤。

2. 清洁眼球表面

泪液中含有溶菌酶和免疫球蛋白等抗菌成分，能够清除眼球表面的尘埃、微生物和有害物质，保持眼表的清洁和健康。

3. 提供营养和氧气

泪液中的营养成分和氧气有助于维持角膜和结膜的生理功能和代谢活动。

（四）泪循环障碍

当泪循环的某个环节发生障碍时，如泪道阻塞或泪腺分泌异常等，可能导致泪液无法正常排出或分泌不足，进而引发干眼症、流泪过多或溢泪等眼部问题。此时需要及时就医并接受相应的治疗。

第三章
视疲劳的临床表现与诊断

视疲劳症状多样且复杂，不仅涉及眼部本身，还可能引发全身性不适。准确识别临床表现是诊断的关键，而精准诊断则是有效治疗和改善患者生活质量的基础。目前，虽然对视疲劳已有一定研究，但在临床表现的全面认识和诊断的标准化方面仍未形成体系。因此，深入探讨视疲劳的临床表现与诊断方法具有重要的现实意义，不仅能帮助眼科医生更准确地判断病情，也能为患者提供更及时、有效的干预。

第一节　视疲劳的临床表现

一、生理性视疲劳

生理性视疲劳是指由于长时间用眼或眼睛过度劳累而引起的一种生理性疲劳现象，这种疲劳通常会随着休息和放松眼睛而缓解。生理性视疲劳可能由多种因素引起，包括年龄因素、精神心理因素、环境因素。

（一）青少年和老年人视疲劳

青少年和老年人出现视疲劳时可能会表现出一些不同的症状，这些差异主要是由于不同年龄段的生理特点和用眼习惯引起的。以下是青少年视疲劳和老年人视疲劳的一些症状区别。

1. 青少年视疲劳

（1）视力模糊：青少年视疲劳时，可能会出现眼睛模糊、难以聚焦或看清楚远处物体。

（2）头痛和颈部不适：长时间低头使用电子设备可能导致头痛、颈部不适或肩部紧张。

（3）眼睛干涩和疲劳：青少年视疲劳时，眼睛可能感到干涩、疲劳和沉重。

（4）注意力不集中：视疲劳可能会影响青少年的注意力和学习效率。

2. 老年人视疲劳

（1）与年龄相关的眼部问题：老年人可能患有年龄相关性眼部问题，如老视、白内障等，这些问题可能导致视疲劳症状。

（2）视力下降：随着年龄增长，眼球屈光功能的降低，老年人的视力可能会逐渐下降，可能会出现更严重的视力模糊或难以聚焦的情况而导致视疲劳。

（3）光敏感：老年人可能更容易受到强光刺激，光敏感会导致眼部耐受力降低，易导致视疲劳。

（4）眼部不适：老年人可能会出现眼睛干涩、灼热感或疲劳感，这些症状可能与年龄相关性眼部疾病有关。

（5）夜间视觉问题：一些老年人可能在夜间视力较差，视疲劳时可能会更加明显。

总的来说，青少年和老年人在面对视疲劳时可能会有不同的症状表现，这些差异主要是年龄和眼部状况的不同所致。不论多大年龄，及时休息、定期眼部检查和保持良好的用眼习惯对缓解视疲劳都是有益的。

（二）生理性视疲劳的表现

生理性视疲劳通常表现为一系列眼睛不适的症状，这些症状可能会随着休息和放松眼睛而缓解。

1. 眼睛干涩

持续用眼过度可能导致泪液分泌减少而致眼睛干涩，这是眨眼次数减少以及眼睛表面润滑不足所致。

2. 眼球疲劳

长时间注视屏幕或书籍、眼球肌肉过度用力等都可能导致眼睛疲劳感，表现为眼睛沉重、紧绷或疲倦。

3. 视觉模糊

长时间用眼后，眼球屈光功能下降，视觉可能会出现暂时性模糊，需要休息和放松眼睛才能恢复清晰。

4. 眼睛发红

眼睛过度疲劳时会导致眼部血管充血，眼白可能会出现红血丝，这是眼睛疲劳的常见表现。

5. 头痛、头晕

长时间用眼后，一些人可能会因颈部肌肉僵硬紧张或血液循环不畅，导致头部供血受影响，出现头痛或头晕的症状。

在诊断生理性视疲劳时，通常会首先通过询问病史和观察症状来进行初步诊断。需要询问患者的用眼习惯和工作环境，以了解可能的用眼问题。然后可以进行眼部检查，包括检查视力、眼压、眼表面情况和眼球肌肉状况等。如果需要进一步确认诊断或排除其他眼部疾病，要进行更详细的眼科检查，如验光、角膜地形图检查等。

总的来说，生理性视疲劳的诊断主要基于症状、眼部检查和病史，排除其他眼部疾病后可以进行确认诊断。

二、病理性视疲劳

病理性视疲劳指由于各种直接眼部疾病或其他疾病继发眼部功能异常导致的视疲劳。整体而言，大致可将视疲劳临床表现分为眼部症状和全身症状。

1. 双眼视功能异常

非斜视性双眼视功能异常主要包括调节功能异常、大度数隐斜、聚散功能异常、调节聚散冲突以及单眼视力低下或单眼抑制等。斜视性双眼视功能异常包括间歇性外斜视、急性共同性内斜视等。

2. 屈光不正未得到科学矫正

未矫正或未准确矫正的屈光不正，尤其远视或散光，易出现视疲劳的症状。对于高度屈光参差，采用框架眼镜进行矫正，由于双眼视网膜成像倍率不等，双眼融像功能受到影响，易导致视疲劳。

3. 干眼症

干眼症极易导致视疲劳。71.3% 干眼症患者出现视疲劳的症状，而 51.4% 视疲劳患者符合干眼症的诊断标准。此外，因视频终端画面质量欠佳等造成用眼需求高、注意力集中时，瞬目频率下降可同时导致干眼和视疲劳。

4. 眼科手术后

各类眼科手术后早期均可出现不同程度的视疲劳症状，如角膜屈光手术、白内障摘除手术、抗青光眼手术和斜视矫正手术等，其原因多为术后眼部像差增加、眼表功能未恢复、双眼协调性受到干扰、手术前后调节或聚散功能出现差异等，通常具有自限性。

5. 其他原因

其他可能引起视觉功能下降与眼部疲劳的眼病，此类视疲劳常表现为局部眼部症状和全身症状。

（一）病理性视疲劳的眼部症状

1. 眼睛干涩与异物感

由于长时间眨眼频率下降，泪液分泌不足，导致眼睛自觉干燥，甚至有异物入眼的感觉。

2. 视力模糊

在长时间用眼后，患者可能出现短暂的视力模糊，尤其是在看近处时，屈光调节能力缓慢。

3. 眼痛或压迫感

通常伴随眼部疲劳，患者可能会感觉到眼球周围的疼痛或压迫感。

4. 光敏感

对光线的敏感度增加，特别是在强烈的光照下，容易感到不适。

（二）病理性视疲劳的全身症状

1. 颈肩部疼痛

由于长时间保持一个固定姿势，用眼引发的不良习惯可能导致颈部及肩部肌肉紧张、疼痛。

2. 视疲劳相关的身体疲劳

患者可能会感到乏力、嗜睡，严重者出现头痛、头晕、记忆力减退，甚至出现恶心呕吐等神经官能症表现。患者整体精神状态较差，与长时间集中注意力有关。

3. 焦虑或情绪不稳定

长期的视疲劳可能影响个人的心理状态，导致焦虑、易怒等情绪问题。

（三）病理性视疲劳的体征表现

视疲劳的体征因病因不同而表现各异。

1. 具有明确病因指向性的体征

（1）泪河浅、睑板腺功能障碍、泪膜破裂时间缩短、角膜上皮点状染色、眼睑闭合不全等干眼表现。

（2）调节不稳定、调节幅度不足、调节灵活度下降等调节异常表现。

（3）较大度数隐斜、聚散幅度不足、集合近点后退等聚散异常表现。

（4）未矫正屈光不正、屈光参差等屈光状态异常导致的视力下降、不等像等表现。

（5）角膜屈光手术后角膜瓣愈合痕迹、多焦点人工晶状体眼等相关手术后眼部的异常表现，以及角膜塑形术后可能出现的角膜压痕、角膜上皮点状染色、眼表炎性反应等表现。

2. 非特异性眼部体征

（1）瞬目频率异常：瞬目是眼睛自我保护和润滑的重要反射，正常情况下，每分钟眨眼 15～20 次。视疲劳时，瞬目频率降低可能导致泪液分泌不足，增加眼部干燥感。可以通过观察患者的眨眼频率和眼睛的润滑状态来评估瞬目频率的异常。使用特殊设备（如高速度摄像机）可以更精确地测量瞬目频率。瞬目异常包括瞬目频率的减少和增加。

减少：长时间注视屏幕或阅读时，患者的瞬目频率通常会降低，导致眼睛干涩和不适。

增加：在某些情况下，患者可能会出现频繁眨眼的现象，以尝试缓解眼部干燥和疲劳。瞬目频率异常不仅影响眼部舒适度，还可能导致更严重的眼部问题，如干眼症。因此，及时识别瞬目频率异常并采取相应措施（如定期休息、使用人工泪液等）是非常重要的。

（2）瞳孔直径变异性增大：在视疲劳的情况下，瞳孔的直径可能会出现明显的波动，这种变异性增大通常表现为瞳孔在光照变化或视觉任务时反应不稳定。可以通过光反射测试和静态观察来评估瞳孔直径的变化，使用光源照射瞳孔，观察其收缩和扩张的反应，还可以通过测量瞳孔直径的变化幅度来评估其变异性。

瞳孔的大小由虹膜控制，受神经系统的影响。视疲劳时，视觉系统的疲劳可能影响自主神经系统的功能，导致瞳孔反应不一致。例如，长时间注视屏幕可能导致交感神经和副交感神经的失衡，从而影响瞳孔的收缩和扩张。

瞳孔直径的变异性增大可能与视疲劳、眼部不适和视觉模糊等症状相关。它可能表明患者的视觉系统正在经历额外的压力。识别这种变化有助于了解视疲劳的程度，并为患者提供适当的建议和治疗，如调整用眼习惯和环境光线。

（3）瞳孔对光反应灵敏度下降：在光照变化时，瞳孔对光的收缩和扩张反应变得缓慢，可能导致瞳孔无法迅速适应不同的光照条件，导致在强光照射下，瞳孔的收缩幅度可能不如正常情况下明显，导致反应幅度减小，瞳孔显得较大。

瞳孔的大小由虹膜的平滑肌控制，受自主神经系统的调节。视疲劳时，视觉神经的疲劳可能影响瞳孔的神经反射机制。长时间的视觉负荷（如长时间注视屏幕）可能导致视神经的疲劳，从而影响瞳孔对光的反应能力。

临床可以通过光反射测试来评估瞳孔对光的反应，使用光源照射瞳孔，观察其收缩和扩张的速度和幅度，还可以通过比较不同光照条件下的瞳孔反应，评估其灵敏度的变化。

（4）注视稳定性下降：注视稳定性下降是指眼球在注视目标时的稳定性降低，导致视觉图像的模糊或不稳定。这可能表现为眼球在注视目标时出现微小的颤动或晃动。

注视稳定性下降可能与以下因素有关：①眼肌疲劳。长时间注视屏幕或近距离工作会导致眼肌疲劳，从而降低注视的稳定性。②神经系统调节问题。神经系统对眼球运动的调节可能受到长时间用眼的影响，导致注视稳定性下降。③注意力分散。长时间集中注意力在一个点上可能导致注意力的疲劳和分散，从而影响注视的稳定性。

注视稳定性下降可能导致视觉障碍、视觉疲劳、眼部不适等症状，并影响日常生活和工作。及时识别和处理注视稳定性下降对维护眼部健康和视觉舒适性非常重要。临床可以通过观察患者的眼球运动、进行眼球运动追踪测试、眼动仪测试等方法来评估注视稳定性的下降程度，并根据具体情况制订相应的治疗计划，包括眼肌锻炼、调整用眼习惯、使用辅助设备等，以改善注视稳定性问题。

（5）阅读速度减慢：阅读时，视疲劳患者可能会发现自己需要更长的时间来完成同样的文本，速度明显低于平常水平。除了速度减慢，阅读理解能力也可能受到影响，导致需要反复阅读同一段落以获取信息，在阅读过程中，还会容易分心，难以集中注意力，进一步影响阅读效率。其可能与以下因素有关：①眼睛疲劳。长时间注视屏幕或书籍会导致眼睛疲劳，眼部肌肉的过度使用使得眼睛难以保持稳定的聚焦，从而影响阅读速度。②视觉模糊。视疲劳可能导致视觉清晰度下降，眼睛难以快速而准确地捕捉文字，导致阅读速度减慢。③眼部不适。如干涩、刺痛或异物感等不适症状，都会影响阅读的持续性和效率。④神经系统调节能力下降。视觉信息的处理和神经系统的调节能力在视疲劳时可能受到影响，从而导致反应速度下降。

阅读速度的降低不仅影响学习和工作效率，还可能导致心理压力和焦虑感。及时识别这一体征对于早期采取有效的干预措施至关重要。

三、视疲劳对视力、眼压等生理指标的影响

视疲劳（视觉疲劳）不仅对眼部的主观症状产生影响，还可能对一些生理指标，如视力、眼压及其他相关生理反应产生影响。视疲劳对视力、眼压等生理指标的影响是一个复杂的过程，涉及眼部肌肉、角膜、晶状体和视网膜等结构的功能变化。

（一）视疲劳对视力的影响

视疲劳可能导致视力暂时性下降，表现为视觉模糊、视觉敏感性下降及动态视力受损等。这种影响通常是暂时的，休息和放松眼睛后视力会逐渐恢复。

1. 视力模糊

长时间近距离工作可能导致眼睛周围肌肉疲劳，影响眼球的调节功能，表现为近距调节能力下降，导致看远处物体清晰度降低。如持续用眼超过推荐时限，尤其在光照不足且屏幕对比度低的环境下，屈光不正者可能会感受到明显的视力模糊。

2. 视觉敏感性变化

研究表明，长时间使用电子设备可使得个体的视觉敏感度下降，这是中央视觉路径的过度刺激导致感光细胞适应性减弱所引起的。这种变化导致患者在不同光照条件下的辨识能力降低，使眼球光感度下降，视网膜对光线的适应性下降，导致在光线变化较大的环境中，如从明亮的室外进入昏暗的室内，视力适应变化较慢，出现光线过敏或视物模糊的情况。

3. 动态视力受损

动态视力，即目眩和对运动物体观察的能力。对于需要快速追踪的视觉任务，视疲劳会导致追踪精度降低，提高失误概率。另外还会导致视物距离感受减弱，即难以准确感知远近物体的距离。这可能会影响日常活动，如开车、阅读等。

总的来说，视疲劳对视力的影响主要表现为视力模糊、难以聚焦、眼睛疲劳、光感度下降等。这些影响通常是暂时的，休息、眼部按摩和保持良好的用眼习惯可以缓解这些症状。如果视疲劳持续时间较长或症状加重，建议及时就医进行眼科检查，以排除其他潜在的眼部问题。

（二）视疲劳对眼压的影响

通常在正常条件下，视疲劳不会造成显著的眼压改变，但某些研究表明，长期的近距离用眼和持续紧张的调节状态可能导致颈部及眼部肌肉的累积压力，间接影响眼内压，导致眼部不适感，如眼睛胀痛、眼压感增加等症状，尤其是在角膜变形情况下，

短时间的眼压读取可能有所波动。

1. 暂时性影响

长时间用眼可能导致眼部肌肉疲劳和眼睛干涩,这可能会在一定程度上影响眼压的测量结果。在视疲劳状态下进行眼压测量，可能会显示出比平时稍微偏高的结果，但这种升高通常是暂时的，休息后眼压会恢复正常。

2. 眼压监测

对于患有青光眼等眼压相关疾病的患者,视疲劳可能会对眼压的监测和治疗产生影响。在视疲劳状态下进行眼压测量可能会导致不准确的结果,因此建议在休息状态下进行眼压测量，以确保结果的准确性。

3. 长期影响

通常视疲劳本身不会导致长期的眼压升高。长时间注视屏幕可导致眨眼频率下降，进一步加剧干眼症状，泪液分泌变化和角膜异常，导致角膜的上皮细胞缺氧与损伤。长时间用眼或眼睛疲劳可能会导致角膜水肿,使角膜厚度稍微增加。这不仅会导致视力暂时性下降和眼部不适感,也可能因为眼球的结构和排列发生变化导致眼压测量的结果出现偏差。

总的来说，视疲劳对眼压的影响主要是暂时性的，可能会在眼压测量时产生一些影响，但通常不会引起长期的眼压升高。对于需要监测眼压的患者，建议在休息状态下进行眼压测量，以确保结果的准确性。保持良好的用眼习惯、定时休息和定期进行眼部检查是预防和缓解视疲劳的重要措施。如果出现持续性的眼部不适感和眼压升高的症状，建议及时就医进行眼科检查，以排除其他潜在的眼部问题。

第二节　视疲劳的诊断与评估

尽管目前对视疲劳的研究不断深入，但临床评估在方法、标准等方面仍存在优化空间。因此，深入探讨视疲劳临床评估具有重要的现实意义，有望推动视疲劳诊疗水平的提升。

一、视疲劳的诊断标准及诊断流程

（一）诊断标准

参照中华医学会眼科分会2024年颁布的《视疲劳诊疗专家共识》，视疲劳的诊断标准主要包括以下几个方面：①连续使用视频终端设备1年以上，每天使用时间不少于2 h。②不能持久地近距离阅读或用眼工作，出现短暂性视物模糊或重影。③久视后有眼周不适感、异物感、眼干、眼痛、眼睑沉重感、眼部烧灼感、眼痒、眼酸、眼部紧绷感、对光线敏感等症状，休息后可缓解。④全身症状：使用VDT设备后出现手指麻木、手臂酸痛、肩部僵硬、头痛、头晕、记忆力减退、失眠，严重时出现恶心、呕吐，甚至表现为焦虑、抑郁等症状。⑤眼部专科检查：结膜有充血，泪膜破裂时间缩短，角膜有荧光素染色，泪液分泌试验异常。

须满足①②④或①③④或①②③④，并有2项及以上眼科专科检查可诊断。

（二）诊断流程

1. 常用的视疲劳主观诊断指标

视物后出现以下表现之一，可诊断为视疲劳。

（1）视觉障碍：不耐受长时间视物，暂时性视物模糊。

（2）眼部不适：干涩、灼烧感、畏光、流泪、胀痛、针刺痛、眼眶疼痛、发痒、异物感、眼睑沉重、瞬目异常。

2. 明确病因

主要鉴别视疲劳是源于眼部还是眼部之外的因素。前者依赖各种眼部检查方法。值得注意的是，并非所有的视疲劳患者均须做完整的眼健康检查以及视觉功能检查，需要根据患者的主诉选择针对性的检查项目和方法。

（1）若与长时间近距离视物有关，休息后缓解、视物后加重，看远看近交替时出现视物模糊，则高度怀疑双眼视功能异常，可进行相应的双眼视功能检查以明确病因。

（2）若眼部存在干涩、异物感甚至畏光表现，则高度怀疑干眼症，可进行相关检查以明确病因。

（3）若存在眼部其他因素，则根据主诉和初步检查，判断进一步诊疗方向。

（4）若伴头痛、头晕、记忆力减退、失眠等全身表现，或怀疑存在眼部之外的因素，则应进行相应的全身检查，必要时联合多学科以明确诊断，及时转诊。详见图3–1。

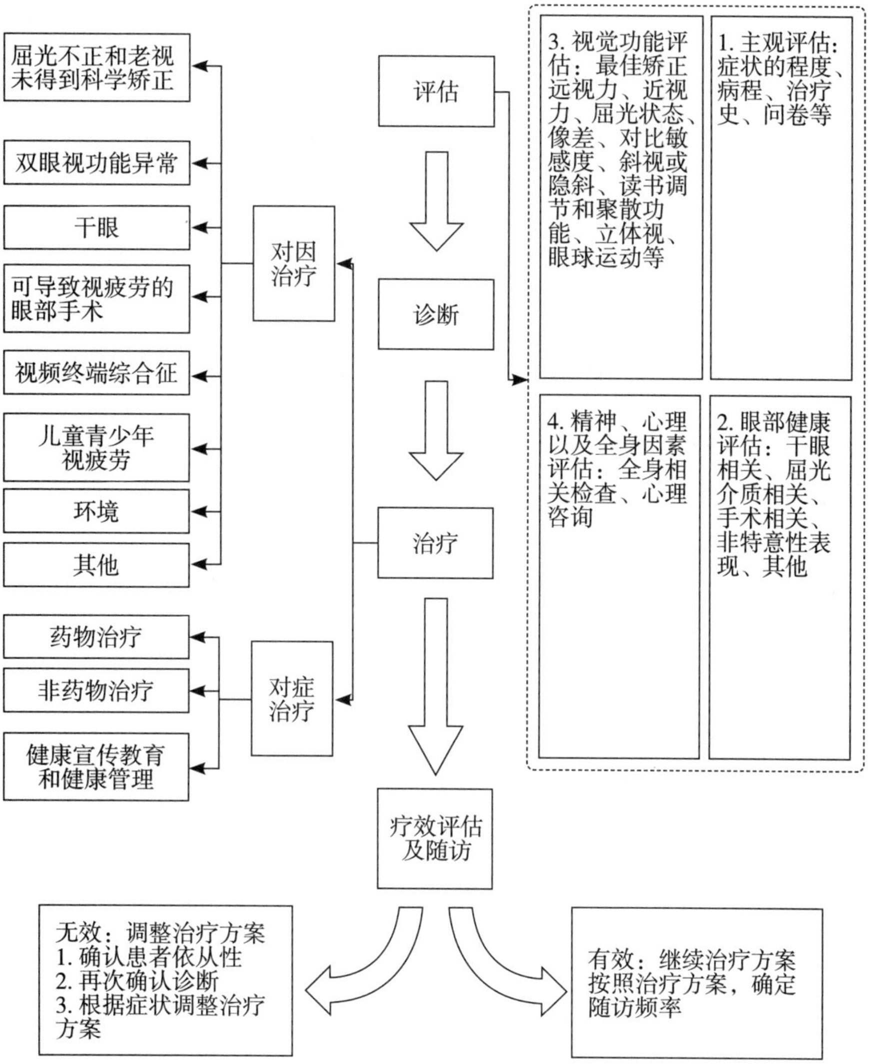

图 3-1　视疲劳诊疗流程示意图

二、视疲劳的鉴别诊断

视疲劳的鉴别诊断主要包括干眼症、近远视及散光、眼睑炎和结膜炎、飞蚊症、眼部肌肉问题以及其他全身性疾病。

（一）干眼症

干眼症是由于泪液分泌不足或泪液质量不佳而引起的眼睛干涩、疼痛和疲劳。症状上与视疲劳相似，具体鉴别要点如下。

1. 干眼症

（1）症状：干眼症主要表现为眼干涩、灼热感、异物感、视物模糊、眼睛疲劳、流泪、光敏度增加等症状，可能伴随眼睛红肿或疼痛。

（2）病因：干眼症是由泪液分泌不足或泪液质量不佳导致眼表面缺乏足够的润滑和保护，进而引起眼睛干涩和不适。

2. 鉴别要点

（1）视疲劳通常是由长时间用眼引起的暂时性症状，休息后会有所缓解，主要表现为眼睛疲劳、干涩、视物模糊等症状。

（2）干眼症则是由泪液问题引起的慢性眼部疾病，表现为眼干涩、灼热感、视物模糊等症状，可能伴随眼睛红肿或疼痛。

（3）如果眼部不适感持续较长时间，建议就医进行眼科检查，以明确病因。视疲劳通常可以通过休息和眼部保健方法缓解，而干眼症可能需要使用人工泪液、热敷、润眼药物等来改善症状。

（二）近视、远视、散光

此类疾病都会导致眼球屈光不正而引起视物模糊。

1. 近视（近视眼）

（1）症状：近视患者看近处清晰，看远处模糊，可能出现眼疲劳、眼干涩、头痛等症状。

（2）诊断：通过视力检查确认患者看远处模糊，同时进行相关眼科检查来确定近视的程度。

2. 远视（远视眼）

（1）症状：远视患者看远处清晰，看近处模糊，可能出现眼疲劳、眼干涩、头痛等症状。

（2）诊断：通过视力检查确认患者看近处模糊，可进行相关眼科检查来确定远视的程度。

3. 散光（散光眼）

（1）症状：散光患者可能出现眼疲劳、头痛、眼干涩等症状，同时可能出现视物模糊、双重影等现象。

（2）诊断：通过验光检查来确定散光的程度和类型。

4. 鉴别要点

（1）视疲劳通常是由长时间用眼引起的暂时性症状，休息后会有所缓解；而近视、远视、散光是属于屈光不正，需要通过眼科检查来确诊。

（2）近视、远视、散光是眼睛的屈光状态问题，需要通过验光检查来明确度数，确定需要的矫正度数。

（3）视疲劳症状只是暂时性，如果出现持续性的眼部不适感和视力问题，建议就医进行眼科检查，以明确病因并获得合适的治疗建议。

（三）眼睑炎和结膜炎

眼睑炎和结膜炎都会导致眼睛干涩、疼痛和疲劳。

1. 眼睑炎

（1）症状：眼睑炎患者可能出现眼睛瘙痒、灼热感、眼睑红肿、眼睛异物感、结膜充血等症状，可能伴随眼屎增多。

（2）病因：眼睑炎通常是由细菌感染、皮脂腺功能异常、眼部卫生不佳等引起的眼睑边缘炎症。

2. 结膜炎

（1）症状：结膜炎患者可能出现眼红、眼睛灼热感、异物感、眼泪增多、分泌物增多、视物模糊等症状。

（2）病因：结膜炎通常是由细菌、病毒感染或过敏引起的。

3. 鉴别要点

（1）视疲劳通常是由长时间用眼引起的暂时性症状，休息后会有所缓解，主要表现为眼睛疲劳、干涩、视物模糊等症状。

（2）眼睑炎和结膜炎则是由感染或炎症引起的眼部状况，主要表现为眼睑红肿、眼红、灼热感、分泌物增多等症状。

（3）若出现持续性的眼部不适感和炎症症状，建议就医进行眼科检查，以明确病因并获得合适的治疗建议。眼睑炎和结膜炎可能需要使用抗生素眼药水或其他治疗方法来缓解症状。

（四）飞蚊症

视疲劳和飞蚊症都会导致视物模糊、眼球干涩，虽然它们可能会同时出现，但具有不同的特征和原因。以下是它们的鉴别诊断要点。

1. 飞蚊症

（1）症状特征：①视野中出现漂浮的黑点、线条或网状物，类似“飞蚊”；②通常在明亮的背景下（如蓝天或白墙）更明显；③可能伴随闪光感（视网膜脱落的警示信号）。

（2）发病原因：①玻璃体液化或脱落，导致玻璃体内的细胞或纤维投影在视网膜上；②年龄相关变化、眼部外伤或眼部疾病（如视网膜裂孔）。

（3）检查方法：①眼底检查，以排除视网膜脱落或其他眼部疾病。②视力检查和眼部影像学检查（如 OCT）可帮助评估情况。

2. 鉴别要点

（1）症状特征：视疲劳主要表现为眼部不适和疲劳，而飞蚊症则表现为视野中的漂浮物。

（2）发病原因：视疲劳通常与用眼过度相关，而飞蚊症与玻璃体的变化有关。

（3）检查结果：视疲劳的检查主要关注眼部健康和屈光状态，而飞蚊症则需要重点检查视网膜和玻璃体的状况。

（五）眼睛肌肉问题

视疲劳和眼部肌肉问题都可以导致视物模糊、干涩等。

1. 眼部肌肉问题

（1）症状：眼部肌肉问题可能包括斜视、眼球震颤、眼球运动障碍等，可能导致视物模糊、眼球位置异常等症状。

（2）病因：眼部肌肉问题可能是由神经系统问题、肌肉问题或眼球运动协调障碍引起的。

2. 鉴别要点

（1）视疲劳通常是由长时间用眼引起的暂时性症状，休息后会有所缓解，主要表现为眼睛疲劳、干涩、视物模糊等症状。

（2）眼部肌肉问题可能导致眼球位置异常、视物模糊等症状，通常需要通过眼科检查和神经系统检查来明确诊断。

（3）如果出现持续性的眼部不适感和眼球运动异常，建议就医进行眼科和神经系统检查，以明确病因并获得合适的治疗建议。视疲劳通常可以通过休息、调整用眼习惯和使用适当的眼部保健方法来缓解，而眼部肌肉问题可能需要针对性的治疗，包括物理治疗、药物治疗或手术治疗等。

（六）其他全身性疾病

一些全身性疾病，如糖尿病、风湿性疾病等，也可能引起眼睛不适。在鉴别诊断时需要考虑患者的全身健康状况。

1. 糖尿病

（1）症状：糖尿病常见的症状包括多饮、多尿、体重下降、视力模糊、疲劳、容易感染等，严重情况下可能导致神经病变、视网膜病变等并发症。

（2）病因：糖尿病是由胰岛素分泌不足或细胞对胰岛素反应不足导致的代谢性疾病，长期高血糖会损害多个器官和系统。

2. 风湿性疾病

（1）症状：风湿性疾病包括类风湿关节炎、系统性红斑狼疮等，主要表现为关节疼痛、肿胀、晨僵、皮肤损害、疲劳等症状，也可能影响眼部，导致干眼症、角膜溃疡等眼部并发症。

（2）病因：风湿性疾病是由免疫系统异常引起的慢性炎症性疾病，会影响多个器官和系统。

3. 鉴别要点

（1）视疲劳主要是由长时间用眼引起的暂时性症状，通常在休息后会有所缓解，主要表现为眼睛疲劳、干涩、视物模糊等症状。

（2）糖尿病和风湿性疾病引起的眼部并发症可能导致眼部干涩、视力下降、视物模糊等症状，通常需要结合全身病情进行综合诊断。

三、视疲劳的临床评估

（一）主观评估方法

1. 症状评估

症状评估是视疲劳主观评估的关键。详细采集病史，仔细记录主诉和患者感受，包括持续时间、程度、出现场景，是否经过治疗及其效果、是否反复，有无眼部相关疾病及其治疗史。询问全身健康状况、职业和工作环境、生活习惯，如有无长时间使用视频终端、熬夜、久坐、长时间处于空调环境等情况，有无心理压力过大等。主观评估可以使用相关视疲劳问卷，如视疲劳量表（visual fatigue scale，VFS）、计算机视觉综合征问卷（computer vision syndrome questionnaire，CVS-Q）等主观评估工具，另外可根据患者不同情况选择不同的版本，如普查版视疲劳量表、集合不足症状调查问卷、眼表疾病指数问卷、中国干眼问卷量表、计算机视觉综合征问卷、视频终端综合征量表。评估视疲劳的程度，有助于病因诊断以及量化程度。

2. 精神、心理以及全身因素评估

视疲劳患者往往会出现精神状态和心理方面的问题。临床评估时需要根据患者的主诉，以及与患者沟通过程中观察其是否存在情绪不稳、焦虑、烦躁等表现，确定是否有必要采用心理量表进行评估。若患者存在头痛、头晕等全身症状，还应注意进行全身体检。精神、心理以及全身状况评估结果是视疲劳程度的判断依据，常用评估表有焦虑自评量表（SAS）、抑郁自评量表（SDS）。

（二）客观评估方法

客观评估是指通过仪器、设备、试验等方式测量个体数字视疲劳相关的客观指标，包括眼部健康评估和视觉功能评估等。

1. 眼部健康评估

重点关注瞬目情况，睑板腺、结膜、泪膜状态，瞳孔直径和瞳孔对光反应情况，调节反射情况。以上是视疲劳病因诊断的重要指标。

（1）瞬目情况：瞬目即眨眼，即快速而重复的眼睑闭合和张开，被认为是视觉疲劳的一个重要指标。视疲劳（visual fatigue，VF）的症状可能是眼表异常或调节性痉挛和眼外病因所致，VDT 工作时，屏幕上的发光强度越大，其眨眼频率越少。当使用智能手机 60 min 时，常出现明显眼部疲劳和不适症状，眨眼频率增加，双眼调节能力下降，不完全的眨眼增加。对于眨眼频率检测方面，眨眼频率和巩膜面积是判断眼睛疲劳的两个有效指标。有研究人员依据眼动数据来判断用户是否存在 VF，并且对于 VF 的严重程度进行评估，研究发现与眼动数据相比，眨眼数据相对而言更容易得到，并且提出了一种通过视觉检测来判断固定工位人员 VF 的方法。以下是详细的检查步骤：①找一个安静的环境，坐在舒适的位置上，确保光线适中，不要有刺眼的光线直射眼睛。②保持头部和身体的姿势舒适，不要有过度的颈部或身体疲劳。③睁开双眼，注视一个固定的地点，例如房间中央的一块墙壁或者一段文字。④开始计时，记录自己在注视这个固定地点时连续眨眼的次数。可以使用手机或计时器来辅助记录。⑤在注视固定地点的过程中，记录连续 30s 内眨眼的次数。尽量保持注视的稳定，不要让眼睛四处游移或分散注意力。⑥根据记录的眨眼次数，可以初步评估自己的瞬目情况。通常，正常人在 30s 内眨眼的次数在 15～20 次是比较正常的。如果你发现自己在 30s 内眨眼的次数明显少于这个范围，可能意味着你的眼睛疲劳程度较高。

（2）睑板腺、结膜、泪膜状态：检查睑板腺、结膜和泪膜状态是眼部健康评估的重要部分，以下是针对这三个部位的简单检查方法。①睑板腺：检查方法。使用一小镊子或棉签轻轻提起上下眼睑，观察睑板腺口是否有分泌物堵塞或结痂，以及睑板腺周围是否有红肿或炎症。正常状态。睑板腺应该没有分泌物堵塞，周围皮肤无红肿或炎症。

异常表现。如果发现睑板腺口有分泌物堵塞、结痂或周围有红肿、疼痛等情况，可能是睑板腺炎或睑缘炎的表现。②结膜：检查方法。用手指轻轻提起下眼睑，观察结膜的颜色、湿润程度和有无异常分泌物。正常状态。结膜应该是粉红色、湿润的，没有异常分泌物。异常表现。如果发现结膜充血、干涩、有异物感或有异常分泌物（如黄色分泌物），可能是结膜炎或其他眼部感染的表现，建议到眼科进行诊断和治疗。③泪膜：检查方法。观察眼睛是否有过度流泪、眼睛是否干涩、有无泪液分泌不足等情况。正常状态。正常情况下，眼睛应该有适量的泪液分泌，保持眼睛湿润。异常表现。如果眼睛干涩、泪液分泌不足或过度流泪等情况，可能是泪膜功能异常或干眼症的表现，建议到眼科进行进一步评估和治疗。

（3）瞳孔的特征：瞳孔特征和反应的变化被认为是 VF 的潜在指标。①瞳孔直径：光线暗室检查。让患者进入光线较暗的房间，使用专业的瞳孔测量仪器（如瞳孔计）来测量瞳孔的直径。这种方法可以准确测量瞳孔在不同光线下的直径。②瞳孔对光反应：直光反射检查。使用专业的检查灯（如反射瞳孔灯）照射光线到患者的眼睛，观察瞳孔对光的反应情况。正常情况下，照射光线时，瞳孔应该会迅速缩小（称为瞳孔缩小反射），然后在光线消失后逐渐扩大至原来的大小。散光反射检查。使用专业的散光灯或手持灯照射光线到患者的眼睛，检查瞳孔的对光反应情况。这种检查可以评估瞳孔的对光敏感度和反应速度。

（4）调节反射：调节反射是聚焦于近距离物体时的视觉反应，是指眼睛对不同距离的物体进行自动调节的能力，包括调节焦距和瞳孔大小以保持清晰的视觉，它是由双眼会聚、睫状肌收缩导致晶状体形状改变（调节）和瞳孔收缩组成的联动反应，同时也是动眼肌系统中最重要的组成部分之一，而较慢的调节反应与视觉疲劳的增加有关。而且相对于纸质阅读而言，电子阅读的调节滞后更为明显。关于通过调节反射对视疲劳进行客观评估的相关研究同样取得了初步的进展。最新研究以双日交叉圆柱体试验、负相对调节、正相对调节、双眼瞳孔直径等 7 个验光指标来定义 VF，记录 10 种眼动指标、注视次数、总注视时间、平均注视时间等作为评估特征。使用 Min–Redundancy 算法进行特征选择，并采用 5 种支持向量机对眼疲劳进行评估，分析了 3 种支持向量分类机和 2 种的性能，通过眼动仪对 VF 进行评估和诊断，为 VF 的客观评估提供了新方法。

以下是眼部调节反射的检查方法：①近视调节反射。让患者观察远处的物体，然后突然要求患者观察近处的物体，观察患者的瞳孔大小和眼睛的调节情况。在观察近处物体时，眼睛会自动进行调节以保持清晰的视觉，这时瞳孔会变小。②远视调节反射。

让患者观察近处的物体，然后突然要求患者观察远处的物体，观察患者的瞳孔大小和眼睛的调节情况。在观察远处物体时，眼睛会自动进行调节以保持清晰的视觉，这时瞳孔会变大。③调节灵敏度检查。通过让患者观察不同距离的物体，并观察眼睛的调节情况来评估眼部的调节反射灵敏度。也可以使用专业的调节反射测量仪器来客观评估眼部的调节能力。

2. 视觉功能评估

包括视力检查、眼位和眼球运动检查、眼压检查、眼底检查，是视疲劳病因诊断的重要指标。

（1）视力检查：视力检查是评估患者视力水平的重要步骤，常用的方法包括使用 Snellen 图进行远视力检查和使用 Jaeger 或 Rosenbaum 视力表进行近视力检查。以下是视力检查的操作步骤：①远视力检查（使用 Snellen 图表）。让患者坐在距离 Snellen 图表 5m 的位置。要求患者逐个阅读每一行的字母或符号，从上到下，直到无法清晰识别为止。记录患者能够正确识别的最小行数，例如 20/20 表示正常视力，即在 5m 远处看到的字母与正常人在 5m 处看到的字母相同。②近视力检查（使用标准视力表）。第一步，让患者保持适当的距离，通常为 30 ～ 40cm。第二步，要求患者逐个阅读不同大小的字体或符号，直到无法清晰识别为止。第三步，记录患者能够正确识别的最小字号。第四步，根据患者所能识别的最小行数或字号来评估其远视力或近视力水平。

（2）眼位和眼球运动检查：眼位和眼球运动检查是视觉功能评估中的重要部分，用于评估眼球的位置和运动范围，以发现斜视、眼球运动异常或其他眼部问题。以下是眼位和眼球运动检查的一般步骤：①眼位检查。观察患者的眼球位置，包括是否存在斜视、偏斜或眼球位置不正常的情况。检查眼球是否对称，是否有明显的偏斜或转动。②眼球运动检查。要求患者注视一个固定点，然后观察眼球的水平、垂直和斜视运动范围。检查眼球的外展、内收、上视、下视、斜视等运动，观察是否存在运动范围受限或异常。③ Nystagmus 检查。观察患者注视固定点时是否出现眼球震颤或不自主的节律性眼球运动。④双眼协调性检查。观察患者的双眼协调性，包括注视固定点时双眼的稳定性和一致性。

眼位和眼球运动检查可以帮助评估患者的眼球位置和运动功能，发现斜视、眼球运动异常或其他眼部问题。如果发现异常，可能会进一步进行神经系统检查或其他眼科检查，以帮助诊断和治疗。

（3）眼压检查：眼压检查是视觉功能评估中的重要部分，用于评估眼内压力，通常用于筛查和监测青光眼等眼部疾病。①非接触式眼压检查：使用非接触式眼压计，这种设备通过空气气流或气囊轻轻接触角膜表面，测量眼内压。患者需要注视一个固定点，然后设备会发出轻微的气流或气囊轻压眼球表面，测量眼内压。② Goldmann 准直眼压计检查：使用 Goldmann 准直眼压计，这是一种精准的眼压测量仪器，需要接触角膜表面。先给患者滴一些麻醉眼药水，然后用仪器轻轻接触角膜表面测量眼内压。

眼压检查可以帮助评估患者的眼内压力，以筛查青光眼或监测青光眼患者的病情。高眼压可能是青光眼的表现之一，而低眼压可能与其他眼部或全身疾病相关。通过眼压检查，可以及早发现眼内压异常，及时进行治疗或监测。

（4）眼底检查：眼底检查的内容主要包括对眼球后部结构的观察和评估，这些结构包括视网膜、视神经、血管和其他相关组织。①视网膜：仔细观察视网膜的健康状况，包括检查有无裂孔、裂隙、出血点、水肿或色素沉着等异常情况。②视神经：评估视神经盘的形态和颜色，以检查有无视神经萎缩、水肿或其他异常。③血管：观察视网膜血管的状态，包括检查有无血管瘤、血管狭窄、出血或渗出等情况。④其他结构：关注其他眼底结构，如黄斑区和周边视网膜的健康状况。

在某些情况下，可能会使用专业相机或扫描仪拍摄眼底照片，以便进行更详细的评估和记录。

眼底检查可以帮助发现眼部疾病、糖尿病视网膜病变、高血压性视网膜病变、青光眼等问题。此外，眼底检查也有助于监测疾病的进展和评估治疗效果。对于那些有眼部疾病家族史或已经被诊断出有潜在眼部问题的人群，眼底检查尤为重要。

3. 临界闪烁频率测定

临界闪烁频率（critical flicker-fusion frequency，CFF）测定是一种用于评估视觉疲劳的高灵敏度测量方法，它可以检测闪烁光出现连续和恒定的频率，同时也可用于检测中枢神经系统的处理速度和感觉系统与运动系统之间的协调性。对于刺激变化的快速识别表明了眼球和大脑之间的积极协调，其频率值越高，表示其感知精度越高。另外，CFF 的大小也会受到年龄以及睡眠时间的影响，较年轻和年长年龄组的 CFF 值同样呈现出显著的差异，CFF 与年龄间接成正比，随着年龄的增长，CFF 值降低。此外，与睡眠时间较短的人相比，睡眠模式和持续时间正常的人 CFF 值更高。而研究发现，长时间使用智能手机的患者双眼融合和闪烁频率略有下降。使用智能手机后 CFF 频率降低表明参与者存在视觉和精神疲劳。除以上所述以外，任务时间和光照情况同样也会对

CFF 值有所影响。研究发现 CFF 可能会受到任务时间的影响，当任务时间延长时，该参数对负载差异的敏感性显著增加，负荷眼 CFF 的下降与执行视觉任务的时间成正比关系。研究发现在黑暗条件下的 CFF 值小于光照条件下的 CFF 值。

第四章 视疲劳的西医治疗

西医在视疲劳的治疗方面积累了丰富的经验，形成了一套较为系统的治疗方法。从药物治疗到物理治疗，从矫正屈光不正到改善用眼习惯，西医针对视疲劳的不同病因和症状采取了多种干预措施。药物治疗方面，人工泪液可缓解眼睛干涩，睫状肌麻痹剂能放松紧张的睫状肌，非甾体类消炎药可减轻眼部炎症等。物理治疗则包括眼部按摩、热敷、眼保健操等，有助于促进眼部血液循环，缓解眼部肌肉疲劳。

然而，目前视疲劳的西医治疗仍面临一些挑战。一方面，视疲劳的病因复杂，个体差异较大，不同患者对治疗的反应也不尽相同，这使得制定个性化的治疗方案具有一定难度。另一方面，长期使用某些药物可能会带来一些不良反应，如人工泪液中的防腐剂可能对眼表造成伤害，因此需要在治疗效果和安全性之间寻求平衡。

因此，如何进一步优化视疲劳的西医治疗方法，提高治疗效果，减少不良反应，是当前眼科领域面临的重要课题。本章将对视疲劳的西医治疗进行全面综述，详细介绍各种治疗方法的原理、适应证、疗效及安全性，旨在为临床医生提供更全面、准确的治疗思路和方法，同时也为视疲劳患者的康复提供有益的参考。

第一节 药物治疗

临床常采用改善血流药物、睫状肌麻痹药物、人工泪液等药物治疗。用药前应注意用药禁忌证和不良反应，并定期进行检查，必要时检查全身相关功能指标。

一、改善血流药物

改善血流药物通过增强睫状肌功能和增加睫状肌血流量，改善眼调节功能，达到治疗视疲劳的目的，主要代表性药物为七叶洋地黄双苷滴眼液。七叶洋地黄双苷滴眼液主要成分为纯天然植物提取物。每支滴眼液（0.4ml）含洋地黄苷 0.006mg、七叶亭苷 0.040mg；辅料为硼酸与纯化水，其中硼酸作为缓冲剂，起到调节 pH 值的作用，使得滴眼液的 pH 值保持在中性。

七叶洋地黄双苷滴眼液能够直接作用于睫状肌，改善睫状肌的功能，激活视网膜上皮细胞色素酶，促进感光细胞功能的恢复，还可以使调节近点远移，从而缓解调节性或肌性视觉疲劳，是目前国内被批准使用，用于改善眼调节功能、治疗各型视疲劳的眼药水。除了用于视疲劳之外，七叶洋地黄双苷滴眼液还被广泛地应用在近视术后视疲劳预防与治疗、眼科医院治疗视疲劳、青少年近视防控、干眼症并发视疲劳、VDT 等。

二、睫状肌麻痹药物

睫状肌麻痹药物利用外周抗胆碱能作用，使平滑肌松弛，并解除血管（尤其是微血管）痉挛，改善微循环，达到治疗视疲劳的目的。主要代表性药物包括山莨菪碱滴眼液、托吡卡胺滴眼液等。但注意，使用此类药物可能产生以下不良反应：口干、面红；少见的有心率加快、排尿困难等反应；少数患者可发生唾液腺肿胀，偶有过敏反应，甚至过敏性休克；滴眼后有轻微散瞳作用。若不慎过量使用，可出现阿托品样中毒症状。脑出血急性期，前列腺肥大及青光眼患者禁用此药。

1. 山莨菪碱滴眼液

山莨菪碱滴眼液的主要成分是消旋山莨菪碱、硫酸软骨素、羟甲纤维素等，是一种无色的澄清液体，能够解除平滑肌痉挛，从而达到缓解视疲劳的作用。临床可用于治疗青少年假性近视、视疲劳、眼肌痉挛等疾病，还可用于治疗虹膜睫状体炎、白内障等疾病。使用山莨菪碱滴眼液有以下注意事项：

（1）避免在扩瞳时使用此药，以防引起青光眼、视网膜出血等不良反应。

（2）避免与其他抗胆碱类药物同时使用，以免引起不良反应。

（3）如果使用后出现眼部不适症状，应及时停药就医。

2. 复方托吡卡胺滴眼液

复方托吡卡胺滴眼液的主要成分是托吡卡胺、盐酸去氧肾上腺素等，具有散瞳和调节麻痹的作用，在临床上主要用于治疗和改善眼部疲劳、近视、斜视、眼底疾病等，也可以用于治疗急性闭角型青光眼的手术前、手术中及手术后的散瞳和调节麻痹。视疲劳患者可以在医生指导下使用复方托吡卡胺滴眼液进行治疗，有利于改善不适症状。使用复方托吡卡胺滴眼液有以下注意事项：

（1）对复方托吡卡胺滴眼液过敏者禁用。

（2）如果患者需要使用其他药物，需提前咨询医生，避免自行用药，以免引起不良反应。

（3）如果在用药期间出现不适症状，需要及时停药就医，以免延误病情。

三、人工泪液

使用具有保水作用并补充泪液电解质、滋润和润滑眼表、缓解眼表刺激症状的人工泪液可以有效缓解视疲劳症状。临床多根据不同干眼类型、症状程度等特点进行个体化治疗，对症选择不同种类的人工泪液。

对于轻度干眼，宜选择黏稠度低的人工泪液；对于中重度干眼，伴蒸发过强者，宜选择黏稠度高的人工泪液；对于眼表面炎症较重、泪液动力学异常患者，优先选用不含防腐剂或防腐剂毒性较少的人工泪液；对于脂质层异常的患者，应优先选用含脂质类人工泪液；此外，有些人工泪液中的某些特殊成分还能够促进杯状细胞数量或角膜上皮修复，或可逆转上皮细胞的鳞状化生，在选择时应综合考虑；若需长期或高频率使用（如每天 6 次以上）时，应选不含防腐或防腐剂毒性较少的人工泪液。

四、其他药物

如小牛血去蛋白提取物滴眼液，可促进角膜上皮细胞代谢和对氧的利用，改善眼部组织的营养，缓解近视眼疲劳的症状。另外，维生素类滴眼液，比如维生素 B_{12} 滴眼液，有助于营养视神经，缓解视疲劳。含有花青素、类胡萝卜素成分的药物对于缓解氧化应激产生的视疲劳症状也有一定效果。

1. 含小牛血去蛋白提取物的滴眼液

首先其具有抗炎、抗氧化和保护神经元的作用，可以促进角膜上皮细胞代谢和对氧的利用，改善眼部组织营养，因此可有效减轻因长时间用眼或过度疲劳导致的眼部不适症状。其次，小牛血去蛋白提取物滴眼液中的成分可以促进眼部血管扩张，提高血液流动速度，从而增加眼部血液循环。此外，还能够调节眼部毛细血管张力和渗透性，有助于改善眼部微循环，减少眼部水肿和炎症反应。使用此类滴眼液有以下注意事项：

（1）避免与其他药物同用，特别是含有防腐剂或其他刺激性物质的产品。

（2）在出现过敏反应如红肿、瘙痒等症状时，应立即停止使用并咨询医生。

2. 一些含维生素类的滴眼液

如维生素 B_{12}，能营养视神经，对缓解视疲劳的症状有一定效果。维生素 B_{12} 滴眼液能减轻眼部氧化应激和炎症反应，提高泪液分泌量，延长泪膜破裂时间，从而改善干眼症状。使用维生素 B_{12} 滴眼液也能够改善睫状肌调节力，增加调节灵敏度，减少调节滞后量。

3. 含有花青素、类胡萝卜素成分的药物

此类药物对于缓解氧化应激产生的视疲劳症状有一定效果。越橘提取物花青素中含有抗氧化剂，能降低组织的氧化应激，保护视网膜神经节细胞免受药物诱导的视网膜损伤。还有研究发现，每日摄入越橘提取物可减少视频终端负荷引起的闪光临界融合频率损伤，减轻眼部疲劳感、疼痛感、异物感，对于视频终端诱导的视疲劳也有缓解作用。

第二节　非药物治疗

非药物治疗主要指物理治疗，如热敷、超声雾化熏蒸、医用隔离眼罩、强脉冲光疗法、离子导入疗法等。

一、热敷

热敷可以促进眼周血液循环，疏通阻塞的睑板腺管，促使油脂分泌，减少泪膜的蒸发，提高其稳定性，从而减轻眼睛干涩、疲劳的症状。

常用热敷方式包括使用热毛巾、热水袋、红外线设备及化学发热眼贴等，一般每次持续 5～10min，温度维持在约 40℃即可，注意热敷时不要挤压眼球。每天 1～2 次，连续 1 个月，然后改为隔天 1 次，连续 1 个月；对于重度患者可延长热敷疗程。

急性结膜炎患者和异物进入眼睛的患者不宜进行热敷；对于急性结膜炎患者，热敷会使局部血液循环加快，加重眼红等症状；对于异物进入眼睛者，热敷会增加刺激，使眼部炎症加重。

二、超声雾化熏蒸

超声雾化熏蒸主要是通过热效应来改善睑板腺内的分泌物，促进分泌物排出，使睑板腺的腺口变通畅，恢复睑板腺的功能，缓解眼部症状。

这种方法利用超声振动将滴眼液或人工泪液雾化，形成微细分子，直接、连续、全面地作用于角膜和结膜。雾气熏蒸的水雾对眼球表面有滋润作用，可以缓解眼睛干涩、异物感的症状。此外，由于熏蒸时的热效应，可以促进眼部的血液循环，放松眼部的肌肉，缓解眼部疲劳。若在熏蒸的同时用一些具有清热、明目功效的药物熏蒸双眼，还可以达到消炎、减轻眼部充血的作用。每次过程 15 ～ 20min，1 个疗程 4 ～ 5 次，医生可根据患者症状轻重情况来调整次数和疗程。

三、医用隔离眼罩（湿房镜）

医用隔离眼罩，又称湿房镜（图 4–1）。国际干眼诊疗指南明确指出，湿房镜是一种治疗干眼非常安全、有效的物理疗法，适用于水液缺乏型、蒸发过强型、黏蛋白缺乏型和混合型干眼。从结构和原理来看，它是一种相对密闭的眼镜，可以减少眼表面的空气流动和眼表面泪液蒸发，使水分在较小的空间里不断循环，以达到保存泪液的目的，同时也阻隔了外环境对眼表的刺激，从而缓解干眼症状，使眼睛得到放松和休息。

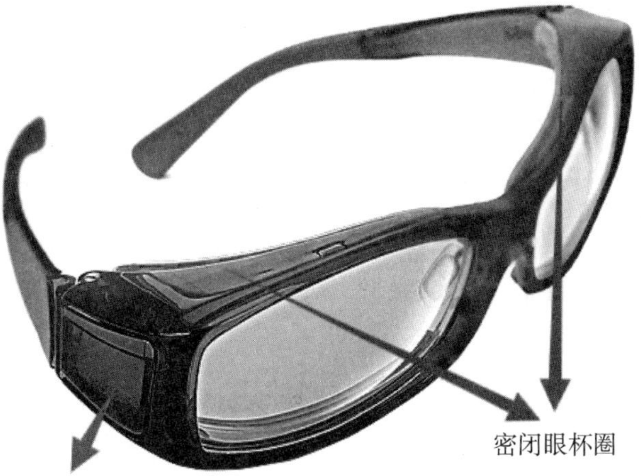

图 4–1　湿房镜

湿房镜镜框两侧配有带蒸发孔装置的储水盒，可以加水储水。使用时取下储水盒，打开盖子，用滴水管加入 2 ～ 3 滴纯净水或喷入湿房镜专用水，水蒸气可通过蒸发孔散发出来，使眼周湿度升高，帮助眼睛补充额外水分。还可以放置托玛琳红外线冷热体，热气可通过蒸发孔散发出来，使眼周温度升高。

四、强脉冲光疗法

强脉冲光（intense pulsed light，IPL）或称脉冲强光，是以一种强度很高的光源经过聚焦和滤过后形成的一种宽谱光，其本质是一种非相干的普通光而非激光。IPL 疗法（图 4-2）是临床上应用最为广泛的光治疗技术之一，可用于治疗干眼。

干眼 IPL 临床应用专家组制定共识，IPL 是采用 400 ～ 1 200nm 的波长脉冲式光波，直接作用于睑板腺腺体，产生热作用的同时，激活睑板腺，改善睑板腺和眼表微环境，增加正常睑脂的产生和分泌，降低炎性因子水平，从而减轻干眼症状和体征。

IPL 疗法的治疗原理包括光热作用、光化学效应和光生物调节作用。

1. 光热作用

IPL 是一种脉冲式、高强度的宽谱光光子能量，能穿透表皮直接加热睑脂，帮助疏通睑板腺堵塞，缓解干眼症状。

2. 光化学效应

IPL 能够精确“引爆”血红蛋白，封闭毛细血管，抑制炎症因子传播，同步杀灭微生物（细菌、蠕形螨等），消除睑板腺功能障碍的诱因。

3. 光生物调节作用

IPL 可刺激萎缩的细胞复苏，帮助恢复睑板腺的功能。IPL 疗法 1 个疗程一般为 3 ～ 4 次，症状严重的患者可增加至 6 ～ 8 次，医生会根据患者情况制定个性化治疗方案，每次治疗间隔 2 ～ 3 周，多结合专业的睑板腺按摩配合治疗。治疗后 24h 内不可揉眼睛，不能佩戴隐形眼镜；术后清洁皮肤应使用冷水或温水，一周内避免用 50℃以上热水洗脸、蒸桑拿、热敷眼睛；注意防止继发感染，治疗区域避免外伤，若出现水疱则待其自然消退，不可强制弄破；治疗后 1 周内要注意防晒，避免阳光暴晒及其他辐射，减少色素沉着。

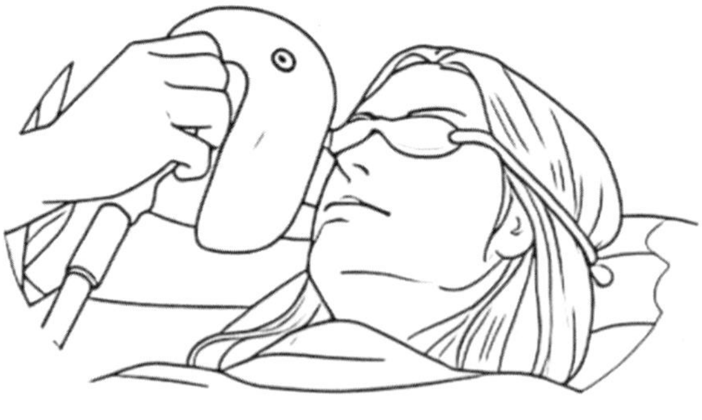

图 4-2　强脉冲光疗法（IPL 疗法）

五、离子导入疗法

离子导入疗法是一种借助远红外综合效应和脉冲波作用，将药物离子经皮肤表面毛孔和汗腺管口导入人体内，直接产生药理作用，使脉冲波治疗与药物本身功效共同发挥用以治疗疾病的方法。

离子导入疗法利用电场的作用和电荷同性相斥、异性相吸的特性，使药物离子不经血液循环，而是经眼睑皮肤和角膜直接进入眼内，直达眼部病灶组织，在眼部各组织达到较高的浓度，起效快速，见图 4–3。治疗时眼局部温度可达到 40 ～ 45℃，并可自行调整维持 10 ～ 15min。该方法不损伤皮肤，患者无痛苦亦无口服药物时引起的胃肠道刺激作用。临床用于治疗多种眼科疾病，如眼眶病、眼睑病、眼表病及各种原因引起的葡萄膜、视网膜、视神经病变，早期白内障及正常眼压性青光眼等。

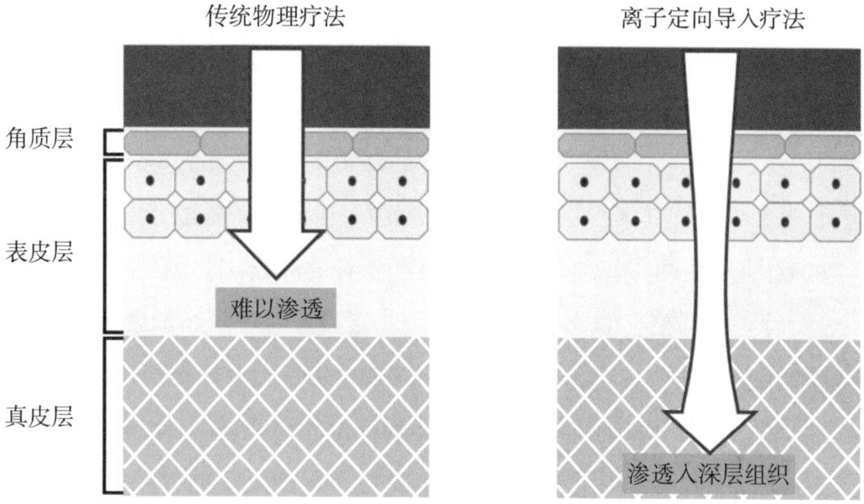

图 4–3 离子导入疗法原理示意图

临床实践证明离子导入疗法能明显改善眼部血液循环，加速病理产物代谢，多维度改善患者眼部疲劳不适的症状，还有利于改善视力，促进眼内出血、渗出、水肿等病变吸收，从而治疗眼底疾病。此外，其直流电效应引起的神经反射也会对病灶起到治疗作用。

第三节 辅助治疗

一、康复训练

双眼视功能包括同时视（一级）、融合视（二级）、立体视（三级），三级视功能同时协作是清晰、持久、舒适视物的基础。如果三级视功能不能同时协调作用，则有可能是双眼视功能异常。视功能异常包括调节异常和融像异常，调节异常包括调节过度、调节不足、调节灵活度下降、调节不能持久；融像异常又分聚散功能异常和感觉异常，聚散功能异常包括集合异常、发散异常和集合范围异常等；感觉异常包含弱视或屈光参差引起的单眼抑制等。以上视功能异常都可引起视疲劳，而视觉训练对于此类由一种或多种联合视功能异常引起的视疲劳症状有很好的治疗效果。

视觉训练利用光学、心理学、物理学等进行视觉功能相关的训练，产生对眼睛一定的认知负荷，从而改善调节和融合功能，增加调节幅度和融像性聚散功能，提高双眼协调运动能力，使患者的双眼视功能恢复正常状态。视觉训练的目标是解决单纯配镜或手术无法解决的视觉问题，帮助人们获得清晰、舒适的视觉体验——双眼单视。在一些斜视病例中，通过同视机进行视觉训练的效果可能优于手术治疗，且斜视手术术前和术后的视觉训练能减少术后不良反应的发生，并增加患者最终治疗成功的可能性。

现代的视觉训练范畴广，且分类方式多样，大致分为以下几大类：同时视训练（脱抑制训练）、融合训练、立体视训练、异常视网膜对应训练、矫正旁中心注视及弱视治疗等。各种训练方法之间并非独立存在，有互相重叠的部分，且常在临床中依据病情相互套用，进行针对性调整。如弱视视敏度达到一定程度时可以增加融合训练和调节训练，以提高双眼视觉平衡；调节训练过程中附加融合训练以及眼球运动训练，可以改善调节和集合联动的关系和功能。美国集合不足研究组的研究表明，结合家庭与医院的视觉训练，效果比传统的笔尖推进法更好，针对集合不足提供了更为优化的治疗方案。

（一）同时视训练（脱抑制训练）

同时视是指两眼具有同时接受物像的能力，但物像不必完全重合，是形成双眼视觉的基础条件，也称一级视功能。同时视正常者，不但能两眼同时注视，而且物像能同时落在具有共同视觉方向的两眼黄斑中心凹和对应点。因此，任何眼位偏斜和（或）黄斑及对应成分存在视觉抑制状态时，均不能保持正常的双眼同时视。临床可通过同视机配合同时视画片进行同时视的训练，见图 4–4。

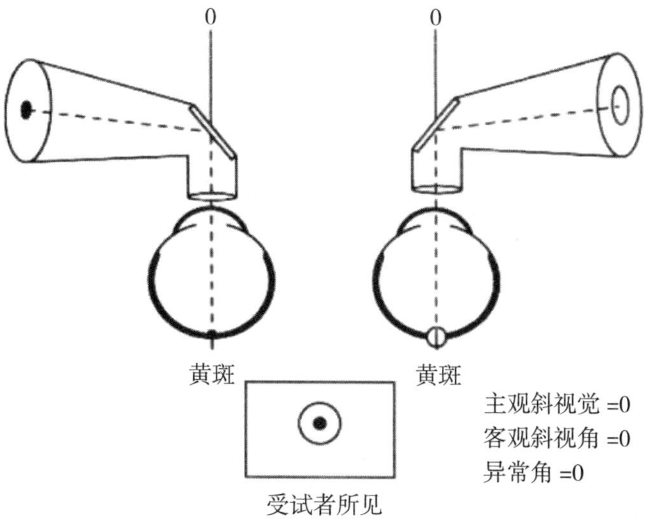

图 4–4 正位眼正常视网膜对应者同视机检查示意图

一对同时视画片可以是两张完全不同的图片，以鸟与鸟笼画片为例，见图 4–5，把这样的一对画片分别放入同视机的左右镜筒画片盒内，嘱被检者左眼看鸟笼，右眼看鸟。如果双眼能同时看见鸟笼和鸟，并在推动镜筒时看到鸟进入鸟笼，则说明视皮质中枢能同时接受分别落在两眼黄斑部的刺激，即被检查者没有黄斑抑制，存在同时视。如若双眼虽能同时看见鸟笼和鸟，但不能将它们重叠起来，即鸟进不了鸟笼，则说明被检者黄斑部有某种抑制，同时视不良。这种现象称为交叉抑制，此时需要进行脱抑制训练，以建立同时视。

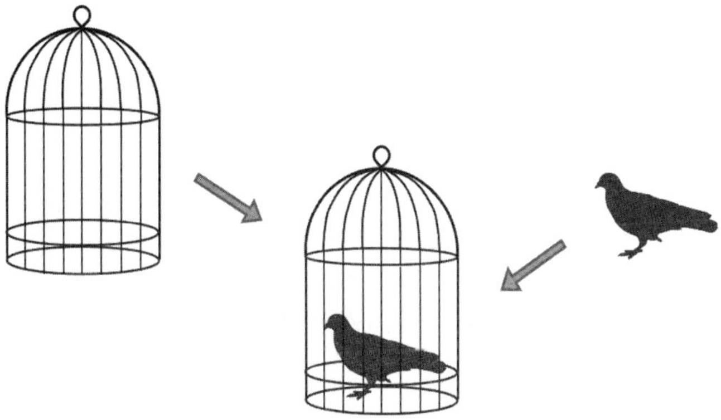

图 4–5 同时视画片 – 鸟与鸟笼

同时视训练的具体方法包括进出训练法、捕捉训练法、侧方运动训练法。以下以狮子和狮笼画片为例说明，见图 4–6。

1. 捕捉训练法

医师掌握置有笼子画片的镜筒，患者掌握有狮子画片的镜筒，让患者推动手柄使狮子水平移动进入笼子。当患者完成此步骤后，医师再将镜筒水平移动，嘱患者再移动镜筒，使狮子再次进入笼子中，此时医师应稍停留片刻，以便受训者看清狮子，但不能停留过久，以免再次出现抑制。反复训练，患者的动作会越来越快，说明同时视功能逐渐恢复。这种方法有利于刺激双眼，克服抑制，也有利于眼外肌的功能训练。

2. 进出训练法

与捕捉训练法相似，把两镜筒放在客观斜视角上（客观斜视角：受检者两眼分视相互独立可前后移动的镜筒，检查者交替熄灭两镜筒光源，使受检者两眼所见画片交替出现，检查者前后移动镜筒直到受检者两眼不再出现注视性眼运动时为止，这时的斜视角度称为客观斜视角），患者健眼注视老虎，一侧镜筒固定，一只手移动另一侧镜筒，把狮子放出笼子，其后再将镜筒返回，使得狮子再次进入笼子内，如此反复训练。随着视功能的改善，动作会越来越迅速。本法便于双眼接受刺激，脱离抑制。

3. 侧方运动训练法

在客观斜视角放上两张画片融合以后，锁住同视机，打开中央开关，使两个镜筒能够向左右方向做平行运动。让患者在保持融合的情况下追随镜筒做共同性运动，这样既能训练融合功能，也能训练双眼协调的共同性运动，克服眼球运动的轻度非共同性。

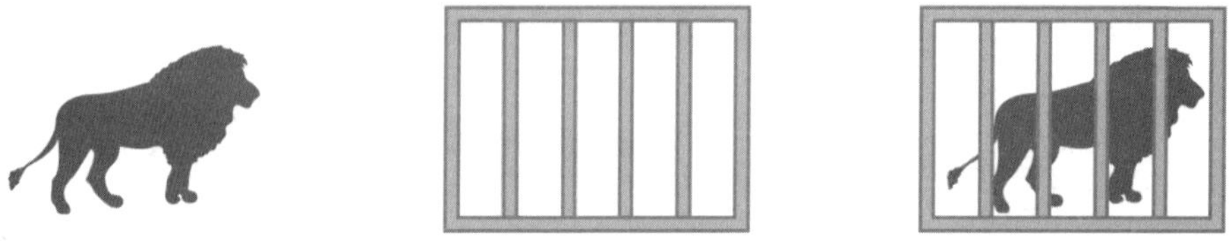

左眼　　右眼　　双眼

图 4–6　同时视画片 – 狮子和狮笼

（二）融合训练

融合又称为融像，是指大脑能综合来自两眼的相似物像，并在知觉水平上形成一个完整印象的能力，亦指在具有双眼同时视的基础上，把落在两眼视网膜对应点上的物像综合为一个完整印象的能力，即二级视功能。融合的含义除上述情况外，还包括当两眼物像偏离黄斑部时，仍有足够的能力维持一个完整物像。在能引起融合反射的情况下，视网膜物像的位移幅度称为融合范围，此数值范围常作为衡量双眼视觉功能正常与否的标志。正常人的融合范围为：水平方向集合范围 4°～6°，散开范围 4°～6°，垂直方向融合范围 2°～ 3°。

融合功能训练通过同视机配合融合画片辅助完成，一对融合画片的图案有以下特点：两张画片的主体部分图案相同，非主体部分有所不同，其不同的部分又称为控制点，见图 4–7。

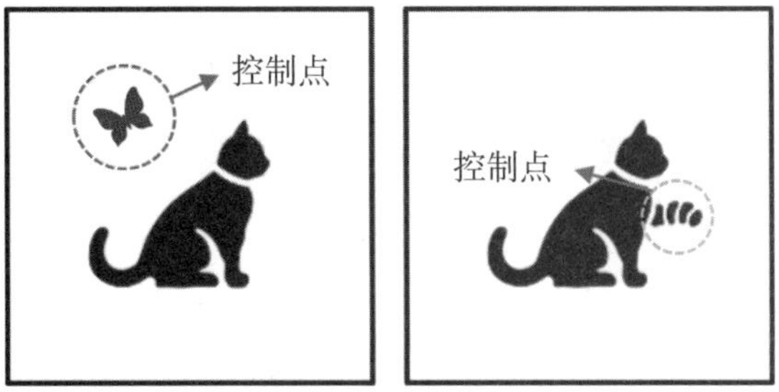

图 4–7　融合画片 – 小猫和蝴蝶

以鸭子画片举例，见图 4–8，两眼具有正常融合功能的被检者，当两眼同时看画片时，能看到像中间线框内那样的一幅完整图像。当左右镜筒在一定角度范围内，同时集合或分开时，仍能维持融合。

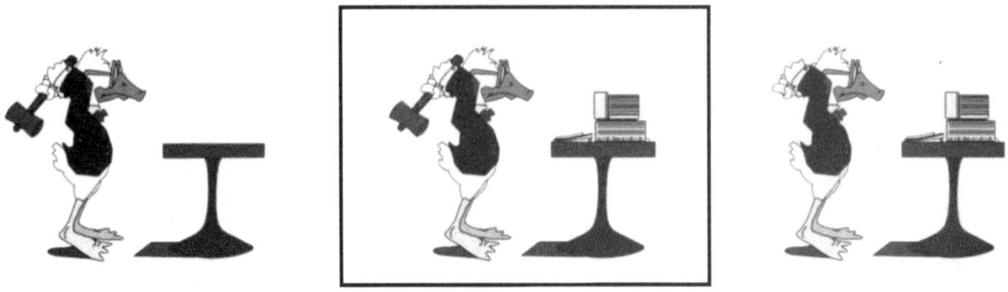

图 4–8　融合画片 – 鸭子举锤

运用融合画片进行融合功能训练的方法有分离与融合训练法（同进出法，利用融合画片）、捕捉训练法、侧方运动训练法、集合与分开训练法。以下以小猫、花、蝴蝶画片为例说明，见图 4–9。

1. 分离与融合训练法

一张图片小猫左边有花，右边无蝴蝶，另一张图片小猫左边无花，右边有蝴蝶。让患者手持镜筒把手，使看见两个画片重合为小猫左边有花、右边有蝴蝶的图片。融合后使其分离，分离后又使其融合。如此反复进行训练。

2. 捕捉训练法

检查者手持一镜筒把手，患者手持另一镜筒把手。让患者推动镜筒，使两个画片融合为小猫左边有花、右边有蝴蝶的图片。融合后使其分离，然后再次融合，每次移动幅度以 5° 为宜，融合 20 次左右休息片刻。

3. 侧方运动训练法

让患者将两张画片融合后，将镜筒固定于交叉抑制点上锁好，放开中心锁。让患者注视两张画片，摇动把手镜筒做向左或向右的同向运动。在训练过程中，转动时要使画片始终融合。

4. 集合与分开训练法

锁住两侧镜筒，同时锁住中央开关，转动水平旋钮，使镜筒做慢速的辐辏运动，患者两只眼也随之做辐辏运动，患者感觉融合画片逐渐变小、变远，而且变模糊，最后两张画片突然分开移向两侧。如此重复训练，集合性融合范围会不断扩大。为了增加调节促进集合功能，可以在同视机上增加 1 ～ 3 个屈光度的负镜片，以提高训练效果。散开训练与集合训练一样，都是扩大融合范围的训练手段，让镜筒散开，双眼集中精力注视融合画片，直到两画片分开为止，如此反复训练。

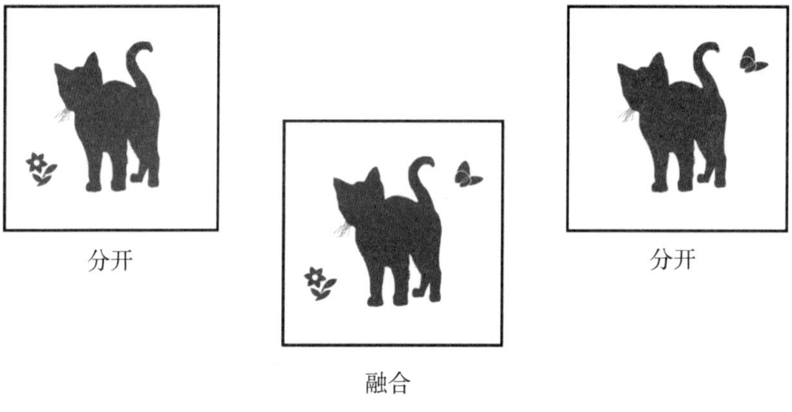

图 4–9　融合画片 – 小猫、花、蝴蝶

（三）立体视训练

立体视是建立在双眼同时视和融合基础上的一种较为独立的双眼视觉功能，体现了高级的融合能力，是双眼视功能的高级形式，也是人类从事各种精细工作、交通运输、危险工种、问题活动等保证工作质量、效果及安全不可缺少的重要条件。正常人的立体视敏度为 40 ～ 50s，具有良好立体视者可达 10s 以下。

立体视训练为三级立体训练，训练时使用立体视画片，见图 4–10，通过反复观察特制的立体视画片，以巩固和提高斜视、弱视的矫正训练效果，增强立体视觉能力。立体视画片的两张画片图案完全相同，但每张画片的图案相对画片中心存在一定的水平微量位移（水平位移量的大小决定了不同的立体视差角），即存在水平视差，水平视差被视觉中枢感知会产生立体感，较复杂的画片看上去会形成不同深度的层面。

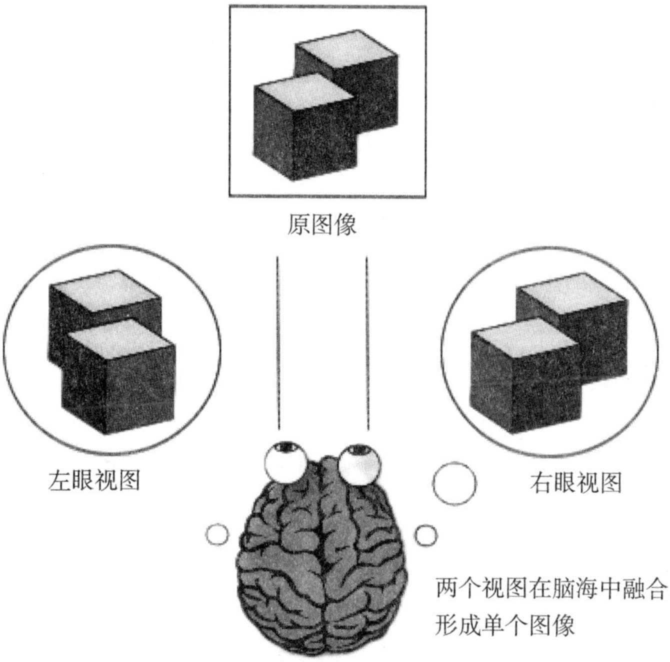

图 4-10　双眼视差产生立体视示意图

立体视画片包括一般立体视画片和随机点立体视画片。前者是图形之间保持一定的分离位置，图形有深度感，用于立体视的定性测定；后者用于立体视锐度的测定，可测出立体视觉的灵敏度，以秒弧度为单位，度数越小，灵敏度越高，见图 4-11。

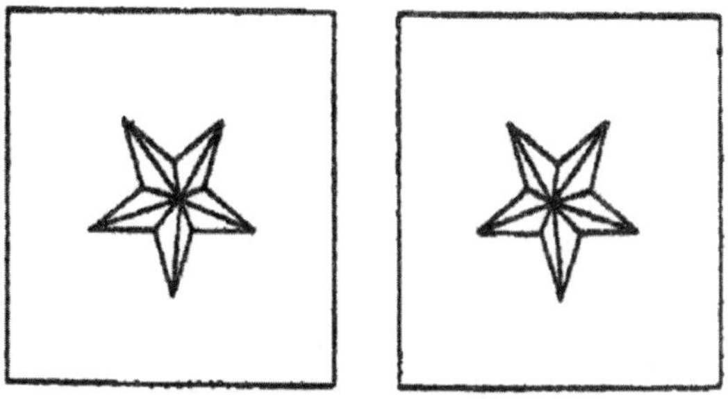

图 4-11　立体视画片

正常者能将这两张图像融合成一张完整立体图像，不正常者感觉不到立体图像，只看到一张图像而另一张被抑制或看成两张图像。开始可选图像较简单的立体图片，以后逐渐用复杂的图片进行训练，通过训练不仅能使被训练者深度感增加，而且还能增进一定的立体视范围。

当人眼观察随机点立体视画片时，会看到SILO现象（small in large out，SILO）。SI现象即当物体变近时，同时感觉物体变小；LO现象即当物体变远时，同时感觉物体变大。

1. SI现象

图中演示患者右眼看到左边的目标，左眼看到右边的目标，双眼的视轴在眼睛与视标之间交叉，交叉点代表融像后视标的位置，视标更近且人眼看到的物体比真实物体要小，且随着视标间距离变远，视轴交会的位置逐渐前移，并感觉看到的视标逐渐变小，见图4–12。

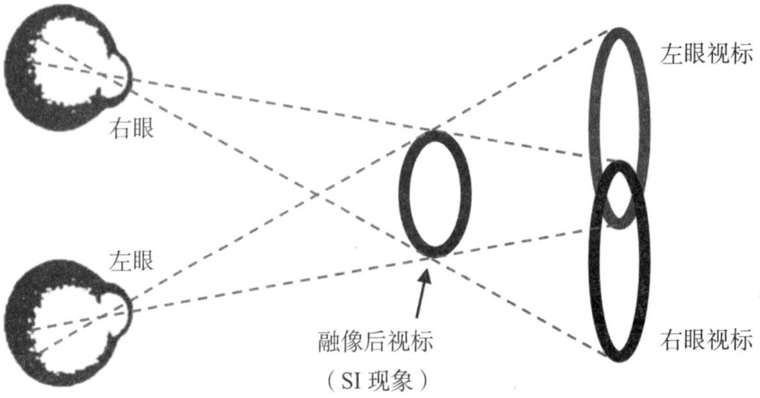

图4–12 立体视训练–SI现象

2. LO现象

图中演示患者右眼看到右边的视标，左眼看到左边的视标。融像后的像位于两眼视轴交叉处，视轴交叉处位于视标平面之外，且随着视标间距离变大，人眼会感觉视标逐渐变大并逐渐变远，见图4–13。

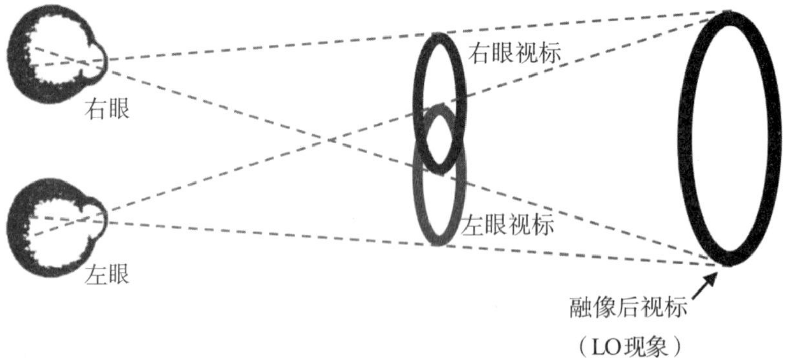

图4–13 立体视训练–LO现象

（四）异常视网膜对应训练

视网膜对应是一种双眼视现象，通过刺激两只眼睛的一对视网膜点可诱发相同方向的一个感知对象，从而可证实视网膜对应。斜视后两眼黄斑中心凹具有不同的视觉方向产生复视，此时注视眼黄斑中心凹与斜视眼周边视网膜可以产生新的对应关系来适应这种现象，这种新的双眼投射对应关系即异常视网膜对应。异常视网膜对应是使双眼重新具有共同视觉方向的适应性改变，这种适应性改变常影响产生视疲劳症状。

刺激物对感受器的作用停止后，感觉现象并不立即消失，而能短暂地保留，这种现象称为后像。后像是兴奋过程留下的痕迹，存在于各种感觉之间，在视觉中表现尤为明显，这主要与视网膜中视觉感受器内色素的漂白和复原有关。临床运用后像法可以测量视网膜对应是否异常，因此，为了避免在训练的过程中受异常视网膜对应影响，常配合后像画片来监测患者的视网膜对应状态，见图 4–14。

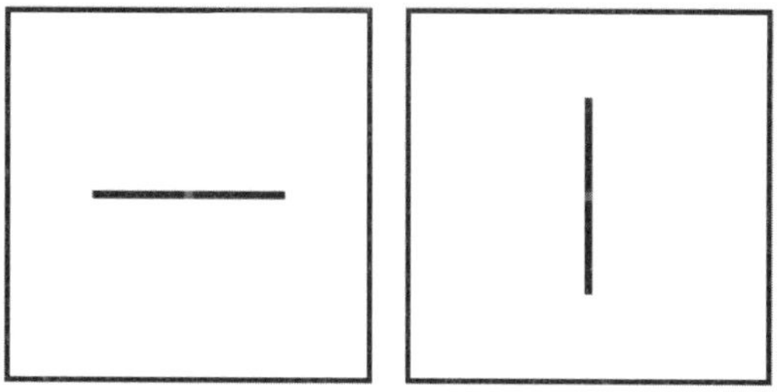

图 4–14　后像画片

后像画片的两组画片上分别有水平及垂直亮线，中间有红色定位点。让患者双眼同时注视画片线条中间的红点，使两个红色定位点重合。在双眼同时注视画片一段时间后，再让患者闭上双眼，描述后像的排列样式。

若为正常视网膜对应，则后像呈十字交叉，见图 4–15。若已建立异常视网膜对应，内斜者将看到如图 4–16 中的图像，外斜者将看到如图 4–17 中的图像。

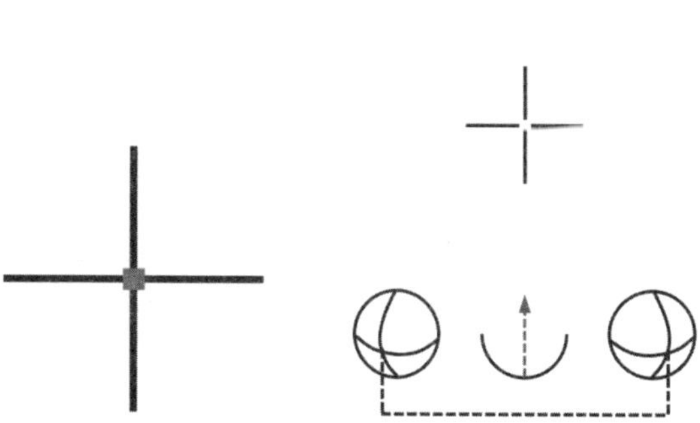

图 4–15　正常视网膜对应者

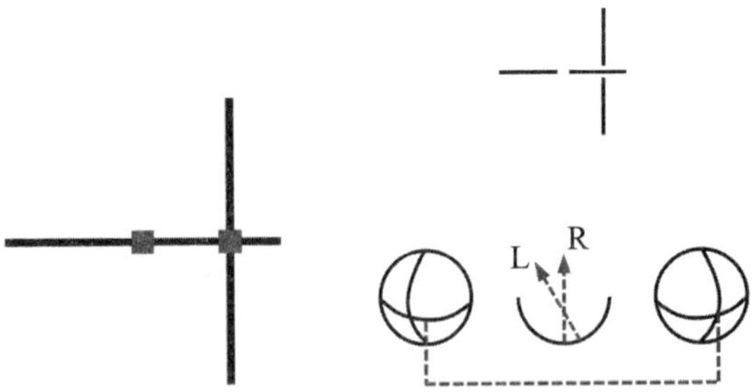

图 4-16　异常视网膜对应 - 内斜者

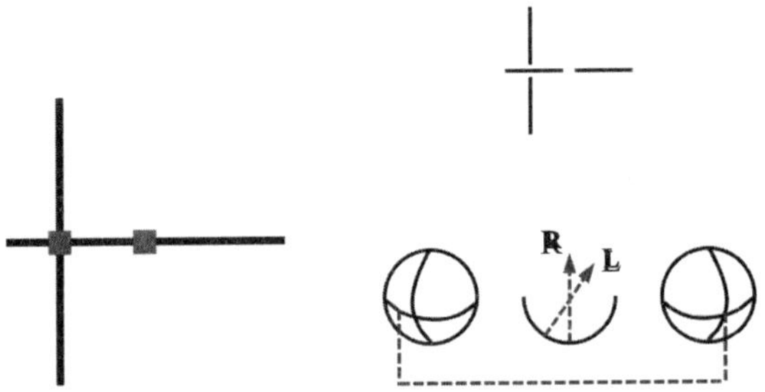

图 4-17　异常视网膜对应 - 外斜者

训练时先将后像画片置于两画片箱中，此时患者应持续注视后像，产生后像，逐渐将水平和垂直的线看成一个完整的十字后，再分别插入同时视画片，使观察到的两图像重合。

1. 幼童治疗

年龄较小的儿童，因判别能力不强，应选用图像较大的画片，将该组画片置于两画片箱中，将患眼侧镜臂固定，检查者将另一镜臂在注视眼前往返运动，使两图像由远及近在他觉斜视角处两像交叉，并使其较长时间重合。

2. 闪烁训练法

用黄斑中心凹最小图形画片，将镜筒置于他觉斜视角处，操控交闪键，使两镜筒交替熄灭，由慢至快直到两眼前灯光同时开亮时，在他觉斜视角处两像重合。

3. 注视训练法

用同时视画片，将镜筒置于他觉斜视角处，患者一眼注视笼子，一眼注视狮子，检查者推动镜臂，使狮子前进后退，并使其横过笼子。如此反复训练，经训练获得正常视网膜对应时，应看到狮子从笼子一侧穿到另一侧去，见图 4-18。

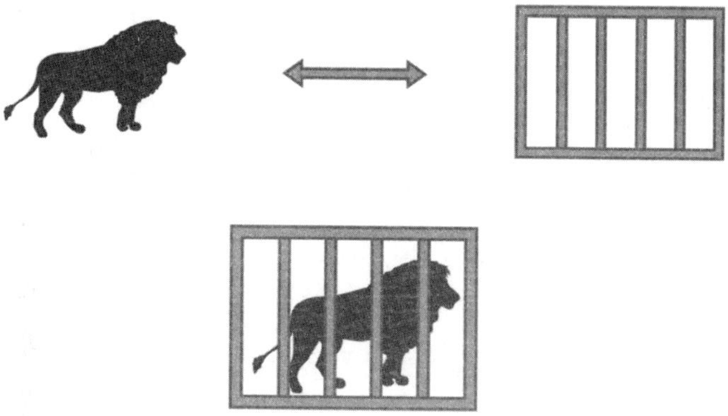

图 4–18　异常视网膜对应训练 – 注视法

（五）矫正旁中心注视及弱视治疗

一般情况下，临床常用的治疗方法有遮盖法、压抑法、后像训练法、Haidinger 刷训练法、红光滤光片训练法、精细目力训练法等。

1. 遮盖法

遮盖法是治疗弱视最简单、最经济、最有效的方法之一。遮盖法即通过遮盖视力好的一只眼，强迫视力差的弱视眼视物，给予弱视眼独立使用的机会，促使弱视眼视力逐渐提高。根据弱视成因和程度不同，具体又分为以下几种遮盖方式：

（1）单眼严格遮盖法，适用于屈光参差性弱视和斜视性弱视患儿。

（2）双眼交替遮盖法，适用于屈光不正性弱视和单眼斜视性弱视。

（3）半遮盖法，适用于弱视眼视力上升到 0.7 以上的患儿。

（4）短遮盖法，适用于弱视眼视力已恢复正常但仍低于健眼者，为巩固疗效，可在读写时遮盖健眼，平时不遮盖。

2. 压抑法

压抑法的原理是利用改变镜片的度数和药物散瞳而抑制健眼视力，强迫患者使用弱视眼，以促进视功能的恢复。压抑法适用于深度弱视和不能坚持遮盖的患者，此法无须遮盖且更易接受，有利于提高视力，但疗程较长，对于儿童来说效果不如遮盖疗法。压抑法具体包括近距离压抑法、远距离压抑法、全部压抑法、交替压抑法。

（1）近距离压抑法：健眼每日滴用 1% 阿托品散瞳，戴矫正眼镜，使健眼只能看清远距离，弱视眼在矫正眼镜的基础上再加 300° 远视，使之无须调节即可看清近距离。

（2）远距离压抑法：健眼过矫 300°，使健眼只能看清近距离，弱视眼只戴最佳矫正眼镜，促使其看清远距离。

（3）全部压抑法：健眼每日滴用1%阿托品散瞳，戴欠矫400°～500°的球镜片，使之看近看远都视力不佳，弱视眼戴全矫镜片。

（4）交替压抑法：配两副眼镜，一幅是右眼过矫300°，另一幅是左眼过矫300°，不滴用1%阿托品眼药水，每日交替换戴眼镜。

3. 后像训练法

20世纪40年代，Bagerter利用视觉后像的原理设计出后像训练法，用以解除黄斑抑制，主动将斜视性弱视眼的旁中心注视变为中心注视，从而提高旁中心注视性弱视眼的视力。基本原理是利用大脑对视觉信息的处理特性，通过特定的视觉刺激，使得视觉皮质产生适应性变化，帮助患者重建视觉神经通路，进而改善视觉功能。训练过程中产生的后像可以帮助训练视觉神经，促进视觉系统的恢复。

在进行后像训练前，先充分散大患者的旁中心注视眼，再让患者健眼注视正前方的“+”字目标。医生将后像仪的光斑投射到患者旁中心注视眼的黄斑区域，使后像仪的中心圆形暗区覆盖在该眼黄斑上。接着加大后像镜的亮度，用强光（6V，15W）炫耀黄斑中心凹以外的视网膜20～30s，关闭后像镜电源。如果弱视眼固视不好或有眼球震颤，可用后像镜的小黑斑追随中心凹进行炫耀，炫耀后再在暗室环境下遮盖对侧眼，让患者用弱视眼注视墙上白屏上的后像，并打开交替闪烁灯来加强后像，见图4-19。

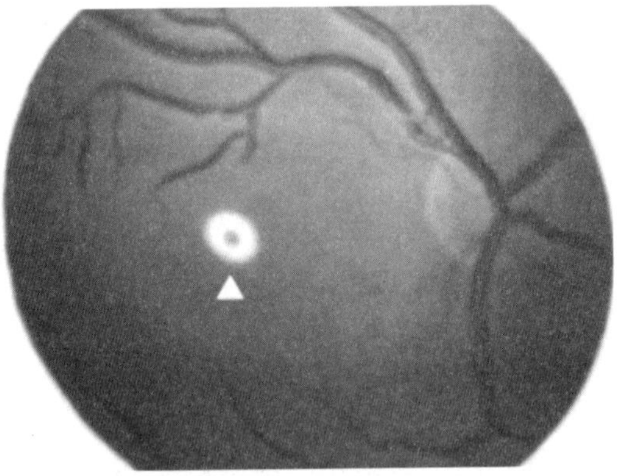

图4-19　黄斑区域

开始看到的后像类型为正后像（一个亮圈，中央黑色），后来变为负后像（一个黑圈，中央亮区）。负后像出现后，嘱患者注视白屏上的“+”字视标，询问后像与“+”字视标的位置关系，并让其转动眼球或头部将负后像的中央亮区对准“+”字中心，用指示棒指此处，通过脑、手、眼协调加强视觉注意，见图4-20。

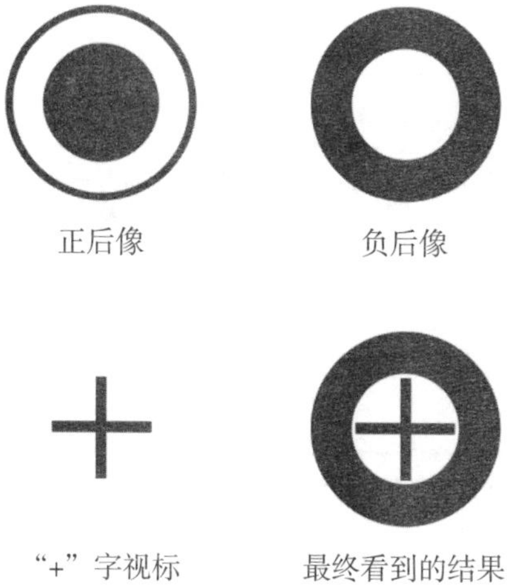

图 4-20　后像

4. Haidinger 刷训练法

光刷治疗仪是常用于弱视患者的视觉训练仪器，可用来消除旁中心注视。人眼黄斑中心凹部存在有特殊排列的 Henle 纤维，Henle 纤维具有光的偏振性，且在蓝光下较易感知此偏振效应。Haidinger 刷由深蓝色滤光片加旋转偏振盘组成，当人眼黄斑中心凹注视治疗仪中的光刷时，会发现注视点处有旋转螺旋桨（类蝴蝶结形状），这是 Haidinger 刷产生的刷状效应，见图 4–21。利用旋转的光刷可以刺激中心凹的抑制，激活锥体细胞，刺激黄斑细胞发育，提高黄斑视功能。

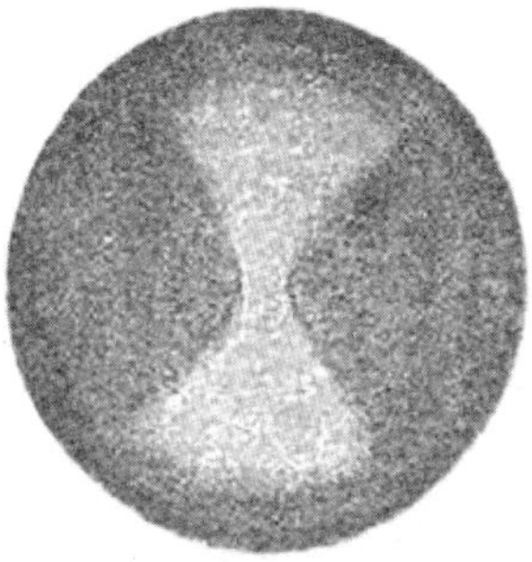

图 4–21　Haidinger 刷的刷状效应

治疗时，先用标有不同视场角区域的同心圆画片测出患者旁中心注视的范围，用弱视眼注视旋转的毛刷和图形视标（常用飞机图形，见图 4–22），被训练者会看光刷后，逐渐缩小可变光阑直径，强迫被训练者从旁中心注视逐步向中心注视转移，见图 4–23。当被训练者能在 10mm 左右直径内看到光刷现象时，可插入飞机画片，令被训练者将光刷看作飞机的螺旋桨，提高观察兴趣，进行巩固训练。

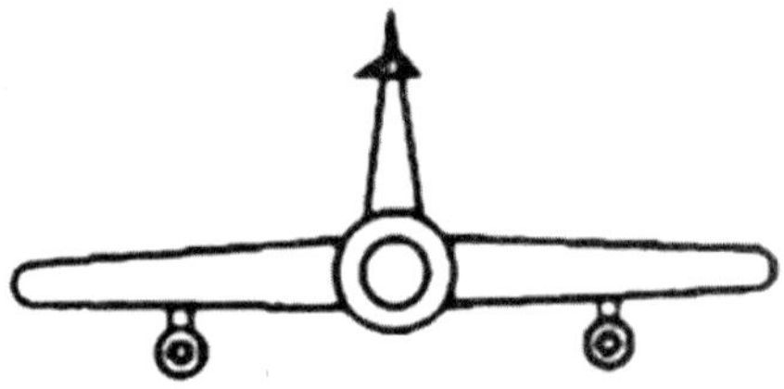

图 4-22　飞机图形视标

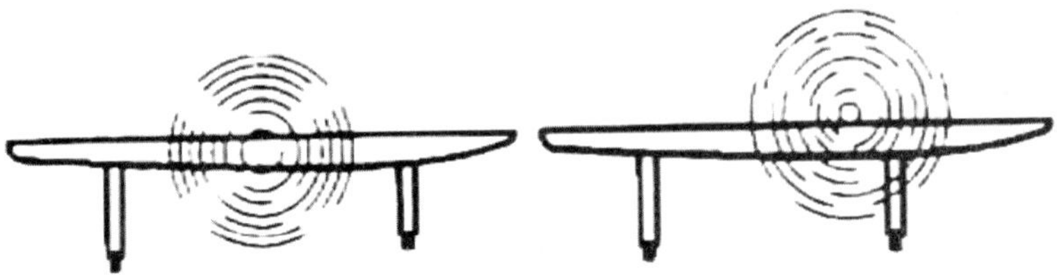

图 4-23　中心注视和旁中心注视

训练的主要目的是努力使光刷中心移至图形视标中央部，消除旁中心注视，建立中心凹注视。做单眼海丁格刷训练时，可在一只镜筒的画片盒内插入海丁格刷部件，而在另一只镜筒的槽口内插入随机附带的钴蓝色滤色片，这样，可使双眼同时观察到蓝色光。还可以运用特殊的光刷加融合画片进行巩固训练，以巩固疗效。本法简单易懂，适用于旁中心注视点在中心注视以外的 3°范围内，5°～ 8°以外的旁中心注视点辨别不出 Haidinger 刷现象。

5. 红光滤光片训练法

最早由 Brinker 等人于 1963 年根据视网膜生理解剖特点提出的一种矫治旁中心注视的新方法。由于黄斑中心凹仅有视锥细胞，视锥细胞由中心凹向周边部移行的过程中数量迅速下降，而视杆细胞数量逐渐增多，其中视锥细胞对红光敏感，视杆细胞对红光不敏感，因此使用红色滤光片放置于弱视眼前可以使波长 640nm 以下的光线不能滤过，最后仅滤出红光进入眼内，刺激黄斑中心区域的视锥细胞，而周边区对红光不敏感的视杆细胞则接收不到红光刺激，由此可使得弱视眼的旁中心注视转为中心注视，同时起到提高弱视眼视力的作用。

但是，佩戴红色滤光片于眼镜片上，会造成通过镜片的可见光减少，对于视力造成进一步影响，因此对于重度弱视患者，不适用此方法治疗，否则容易因视物困难造成安全事故。除佩戴红色滤光片于弱视眼以外，一些弱视治疗仪也采用此原理设计了红光闪烁法治疗弱视，同样取得较好的疗效，适用于各种程度的单眼、双眼弱视的治疗。

6. 精细目力训练法

精细目力训练是针对儿童弱视眼的一种视近训练。由于幼儿的眼球在发育期间,眼底黄斑部中心凹的视神经细胞得不到足够清晰物像的刺激,影响了它的发育而失去了对精细空间和颜色分辨的能力，引起视觉紊乱，从而形成弱视。

弱视儿童进行精细目力训练就是有意识地强迫弱视眼专注某一细小目标,使其弱视眼中被抑制的感光细胞受到刺激，解除抑制，从而提高视力。主要包括串珠训练、穿孔训练、描图、绘画、书法等，可根据患者年龄、视力程度和配合程度进行不同选择，还可经常更换训练方式，以提高患者的依从性。

二、辅助方式

视疲劳临床常见的病因有屈光不正、老视未得到科学矫正、双眼视功能异常、干眼、视频终端综合征、某些可能导致视疲劳的眼部手术、环境等。视疲劳的治疗必须在明确病因的情况下进行，消除病因是治疗视疲劳的关键。

1. 屈光不正

1864 年 Donders 提出屈光不正和调节过度是引起视疲劳的基础，因而建议用光学矫正的办法治疗视疲劳。在他的启发下,很多学者开始从事屈光不正对视疲劳影响的研究，并通过实践证明，眼屈光不正是视疲劳的主要原因。

对于屈光不正所致视疲劳的患者，通常经过准确验光配镜，矫正屈光不正后，视疲劳症状能够有效缓解，此法对轻度屈光不正者效果尤佳。

对于存在远视、散光症状，或难以适应眼睛矫正的高度屈光不正、屈光参差者，应考虑其年龄和调节的关系，依据患者适应情况分阶段矫正，或更换适宜的屈光矫正方式。如在验光配镜基础上配合眼外肌训练，提高双眼协调运动能力，增强融合功能，扩大融合范围，以补偿集合不足或外隐斜缺陷，维持正常双眼视觉功能。

2. 老视未得到科学矫正

老视是一种生理现象，不是病理状态也不属于屈光不正，是人步入中老年后必然出现的视觉问题。随着年龄增长，眼调节能力逐渐下降，从而引起患者视近困难，以致在近距离工作中必须在其静态屈光矫正之外另加凸透镜才能有清晰的近视力，这种现象称为老视。老视眼的发生和发展与年龄直接相关，大多出现在 45 岁以后。排除年龄因素，老视的发展还与用眼方式，个人身体素质和服用某些药物有关。即使年龄和眼屈光状态相同，由于工作距离的不同，出现老视症状的时间也有先后之分，比如钟表修理工和雕刻工等习惯近距离工作的人往往较早出现老视症状。

对于老视引起的视疲劳症状，通常采用佩戴老视眼镜、凸透镜矫正等非手术治疗手段，在非手术治疗效果不佳时，再根据具体情况考虑行手术矫正。对于老视者，应做好健康宣传教育工作，告知不同矫正方式的使用方法以及优缺点，缓解患者的焦虑情绪。

（1）佩戴老视眼镜：佩戴老视眼镜，借凸透镜的力量代替调节，从而把近点移到习惯工作的距离以内。在配镜前，要了解患者的工作种类及其习惯阅读距离，并且测定眼的屈光度和调节程度，根据这些情况给予适当的矫正镜片，不但要补足近距工作所需要的调节力，还要有足够的保存力量。

（2）凸透镜矫正：凸透镜矫正老视的原理是通过补偿晶状体调节力的不足，从而达到矫正老视的目的，这其中包括传统的单光（单焦）镜以及最近几年出现的双光（双焦）、渐变多焦镜。

（3）手术矫正：虽然通过手术矫正老视并不十分完善，但随着手术技术的不断研究和进步，手术方式出现多样化的发展趋势。根据手术部位不同可分为角膜屈光术、可调节的晶状体（IOL）植入和晶状体摘除手术以及巩膜屈光术。

第五章 眼睛相关中医理论

第一节　眼睛的中医生理

在中医理论体系中，眼睛与人体的五脏六腑、经络气血紧密相连，构成了一个复杂而精妙的整体系统。中医对眼睛生理的认识源远流长，自《黄帝内经》起，便有诸多关于眼与脏腑经络关系的论述，为后世眼科发展奠定了基础。历代医家如张仲景、孙思邈等不断丰富和完善，形成独特理论。中医认为，眼睛的正常功能依赖脏腑精气滋养，各脏腑通过经络与眼相连，输送气血，维持视觉。如肝开窍于目，肝血充足则目能视；肾主藏精，肾精充盈则目光敏锐。

深入研究眼睛的中医生理，有助于我们深刻理解人体的整体生命活动规律，为中医临床诊断和治疗提供理论依据。通过观察眼睛的色泽、形态、神态等变化，可推断脏腑功能状态和气血盛衰，为疾病的早期诊断和治疗提供线索。同时，也能为中医养生保健提供思路，指导人们通过调养脏腑、疏通经络来保护眼睛，预防和延缓眼部疾病的发生发展。本部分将系统阐述眼睛的中医生理，挖掘其学术价值与临床意义。

一、与眼睛有关的脏腑

1. 肝与眼

肝开窍于目，肝经上连目系，视力有赖于肝气的疏泄和肝血的滋养。肝血充足则双目有神，视物清晰；若肝血不足，目失所养，可出现两目干涩、视物不清、夜盲等症状。肝火上炎则多见目赤肿痛；肝阳上亢可致头目眩晕、视力模糊。

2. 心与眼

心主血脉，目得血而能视。心之气血通过经脉上注于目，为目提供营养。心火上炎可致两眦红赤、灼热疼痛；若心血瘀阻，可影响目之血供，出现视力下降、眼底出血等症状。

3. 脾与眼

脾主运化，为气血生化之源。脾气健运则气血充足，眼睑肌肉得养，开合正常。脾虚气弱可致眼睑下垂、无力抬举；脾失健运，水湿内停，可致眼睑水肿。

4. 肺与眼

肺主气，司呼吸，肺气宣发和肃降功能正常，可使气血津液布散于目。肺经风热可致白睛红赤；肺阴不足可出现眼干涩不适。

5. 肾与眼

肾藏精，精生髓，髓通于脑，目系属脑。肾精充足则髓海充盈，目能视万物。肾阴虚可致两目干涩、视物昏花、头晕耳鸣等；肾阳虚则可出现目昏畏光、视物模糊等症状。

二、与眼睛有关的经络

（一）眼与十二经的关系

人体经络纵横交错，沟通内外，联系上下，运行气血。十二经脉大多直接或间接与眼发生联系。经络将气血输送到眼部，维持眼睛的正常生理功能。

1. 足太阳膀胱经

足太阳膀胱经，起于目内眦，上额……膀胱经与眼睛关系密切，若此经气血不畅，可出现目痛、流泪、视物不清等症状。

2. 手太阳小肠经

手太阳小肠经，其支者……至目锐眦，却入耳中；其支者，别颊上頔，抵鼻，至目内眦。小肠经与眼睛相连，若小肠经气血失调，可出现目黄等症状。

3. 足阳明胃经

足阳明胃经，从眼周出发走至全身。胃经气血对眼睛也有滋养作用，胃经病变可能导致眼睑红肿、视物模糊等。

4. 足少阳胆经

足少阳胆经，起于目锐眦；其支者，从耳后入耳中，出走耳前，至目锐眦后；其支者，别锐眦，下大迎……胆经病变可能引起目眩、目赤肿痛等症状。

5. 手少阴心经

手少阴心经，其支者，从心系，上挟咽，系目系。心经与眼睛关系紧密，心火上炎时可致两眦红赤、疼痛等。

6. 手少阳三焦经

手少阳三焦经，其支者，从耳后入耳中，出走耳前，过客主人，前交颊，至目锐眦。三焦经与眼睛相关，其气血不畅可致目赤肿痛、视物模糊等。

7. 足厥阴肝经

足厥阴肝经，循喉咙之后，上入颃颡，连目系……其支者，从目系，下颊里，环唇内。肝与眼睛的关系密切，肝的阴血不足，就会导致两眼干涩，甚至出现视力下降、模糊的症状；而在肝经湿热等情况下，很容易出现迎风流泪、眼睛肿痛等。此外，肝火过旺者会有眼睛发红、眼屎多、睑腺炎等表现。

（二）眼与奇经八脉的关系

奇经八脉与脏腑无直接络属关系，然而它们交叉贯串于十二经脉之间，具有加强经脉之间的联系，以调节正经气血的作用。正经气血充足流畅，也就能维持眼部的正常营养。至于起、止、循行路径与眼直接有关的奇经，主要有督脉、任脉、阴跷脉、阳跷脉及阳维脉等。

1. 督脉

督脉总督一身之阳经。起于少腹以下骨中央。有一支别络绕臀而上，与足太阳膀胱经交会于目内眦。另一支脉则从少腹直上，入喉上颐，上系两目之下中央。

2. 任脉

任脉总任一身之阴经。起于中极之下，沿着腹里上行，上颐，循承浆，环口唇，分两支上行，系两目下之中央，至承泣而终。

3. 阴跷脉与阳跷脉

阴阳跷脉分别主一身左右之阴阳。阴跷脉起于足跟内侧，上目内眦而通于太阳、阳跷。阳跷脉起于足跟外侧，上目内眦而合于太阳、阴跷。足太阳经自项入脑，别络于阴跷、阳跷，而阴阳跷又相交于目内眦之睛明穴，其气并行回环，濡养眼目，且司眼睑之开合。通常卫气出于阳则张目，入于阴则闭目。若阳跷气盛而阴气虚，则目张不合；阴跷气盛而阳气虚，则目闭不张。外邪客于跷脉，则可引起目赤痛或胬肉攀睛等。

4. 阳维脉

阳维脉维系诸阳经。起于外踝下足太阳之金门穴，经肢体外后侧，上行至头颈，到前额，经眉上，再由额上顶，折向项后，与督脉会合。因为阳主外、主表，故阳维病可见头痛目赤、恶寒发热等表证症状。

（三）眼与经筋的关系

十二经筋隶属于十二经脉，是经脉之气结聚散络于筋肉关节的系统。其位表浅，有联缀百骸，维络周身，主司人体正常运动的作用。经筋分布于眼及眼周围者，有手足三阳之筋。

1. 足太阳之筋

足太阳之支筋为目上网。张景岳解释说：“网，纲维也，所以约束目睫，司开合者也。”

2. 足阳明之筋

足阳明之筋，其直行者，上头面，从鼻旁上行，与足太阳经筋相合。

足阳明之筋为目下网。张景岳认为，足太阳的细筋散布于目上，故为目上网；足阳明的细筋散布于目下，故为目下网。两筋协同作用，则可统管胞睑运动。不过，在《黄帝内经太素》及《针灸甲乙经》中皆以“网”作“纲”，后世眼科专书一般也称之为“目上纲”和“目下纲”。

3. 足少阳之筋

足少阳之支筋结聚于目外眦，为目之外维。张景岳认为，凡眼能左右盼视者，正是此筋所为。

4. 手太阳之筋

手太阳之筋，其直行者，上行出耳上，会手少阳之筋，又前行而下，结聚于颔，与手阳明之筋相合，再向上行，联属于目外眦，与手足少阳之筋相合。

5. 手少阳之筋

手少阳之支筋上颊车，会足阳明之筋，循耳前上行，遂与手太阳、足少阳之筋交会，连属目外眦，然后上行，结聚于额角。

6. 手阳明之筋

其支筋上颊，上行结聚于颧部；其直行之筋，上出手太阳之前，左侧者行左耳前，上左额角，络头，以下右颔，而右侧此筋则上右额角，络头，下左颔，以会太阳、少阳之筋。

上述网维结聚于眼及其周围的经筋，共同作用，支配着胞睑的开合、眼珠的转动，以及头面其他筋肉的正常活动。此外，足厥阴肝之筋，虽未直接分布至眼，然而肝为罢极之本，一身之筋皆肝所生，为肝所主，足厥阴之筋联络诸筋，故与眼仍有着重要关系。

第二节　视力的中医生理

一、医籍中关于视力生理的描述

中医对近视早有记载，如《目经大成》中首次提到“近视”，并称其为“脾肾虚损，泄不已，因而近视”。一般来说，近视的形成主要分为内因和外因两种：内因主要是指遗传。中医认为，遗传性近视多是由于“精血无以升腾于目失濡养，神光不能发越为先天遗传所致”。从临床实例可以发现，父母都是近视患者，孩子患近视的概率要高于父母非近视的孩子近 3 倍；而形成近视外因的原因相对复杂多样，如读书姿势不正确、长时间用眼不当、饮食失调等，都可能导致脏腑功能失调、脉络运行不畅、气血供应不足，出现眼睛干涩、视觉疲劳等症状，久而久之，则形成了近视。

二、脏腑对视力的影响

肝开窍于目：《灵枢·脉度》提到“肝气通于目，肝和则目能辨五色矣”。肝主藏血，为目提供物质基础，使目能正常视物。临床上，目疾多从肝论治，若出现泪液分泌减少，双目干涩，视物模糊不清等症状，多用滋肝阴、补肝血之法；若目转耳鸣，多从泻肝火、疏肝气论治。反之，若肝出现疾病，也会对目产生影响，若肝经风热则目赤痒痛；风火赤眼、肝经湿热，可见目眵增多，迎风流泪；肝风内动则出现目睛上吊、两目斜视；若情志不畅致肝气郁结，久而火动生痰，蒙蔽清窍，会引起双目昏蒙，视物不清。现代医学中，如肝硬化、急慢性肝炎患者常伴有眼疲劳、眼胀、眼痛、夜盲等症状。

心主神明，目为心之使：心主神明，目受心神支配，能感知外界事物并做出反应。《灵枢·大惑论》有谓：“目者，心之使也；心者，神之舍也。”《审视瑶函》说：“盖心藏乎神，运光于目。”这表明心内主神明，统领精神，其外用在目，目窍受心神的支配，为心神所用，感知万物。因为这种关系的存在，《寿世传真》认为“目乃神窍”。在部分中医典籍中，目窍甚至还被视为心之外窍，《素问·解精微论》云：“夫心者，五脏之专精也，目者其窍也。”在临床中，若心神受扰，目窍神光可能会发生改变，如《医宗金鉴》云：“神藏于心，虽不可得而识，然外候在目，视其目光晦暗，此为神短病死之候也。若目睛清莹，了了分明，此为神足不病之候也。”心神失常，可表现为双目无神，视觉也会发生异常变化。此外，心主血脉，心气生成、推动及调摄血液的运行以营养全身形体官窍，使目得血而能视。

肾为先天之本，滋养目窍：肾藏精，精能生髓，髓充于脑，目系通于脑，肾精充足则目得所养。《灵枢·海论》曰：“髓海不足，则脑转耳鸣，胫酸眩冒，目无所见。”肾的藏精状态会从多个不同层面影响目的视瞻功能。目器的生长、发育及退行变化规律与肾精的盛衰基本同步。幼儿时期，肾气未充，神气未全，神光发越不及，视力弱于成人，即所谓“脑未全，囟门软，目不灵动”。随着年龄增长，肾气盛，肾精充，双目灵动，视瞻精明，察辨万物。年老则肾气虚，肾精亏，晶珠渐混，神膏退变，目视昏蒙，不能远觑。《目经大成》认为老年时期目器之变化乃“天真日衰，自然精光渐减，犹月之过望、星之向晨也”。即若肾精足，则真精生神，神光发越；若肾精虚衰，则神光发越无权，所谓“精散则视歧”。

“眼乃五脏六腑之精华，上注于目而为明”，目不仅受先天之精的濡养，在维持视觉功能的过程中，后天之精亦发挥巨大作用，这就不得不提及人体的后天之本——脾胃。“脾胃者，仓廪之官，五味出焉”，脾胃为水谷之海，饮食入胃，游溢精气，脾气散精，上注使目得到濡养而能视，即“五脏六腑之精气，皆禀受于脾，上贯于目”“脾虚则五脏之精气皆失所司，不能归明于目矣”，脾运健旺，精气充盛，目始有神，若脾虚，后天精气不足，则可能出现视物模糊不清的症状。“气脱者，目不明”，肺主气，肺气充盛，将脏腑精气上注于目则眼目精明。此外，六腑为传化之腑，传化物而不藏，亦可帮助水谷精微物质输布全身，以滋养双目。

中医认为，视力正常依赖于脏腑经络的协调配合，气血津液的充足供应。任何环节出现问题，都可能影响视力。

第六章
视疲劳的中医病机

中医对人体生理病理的认知独树一帜，强调整体观念与辨证论治。在中医理论里，眼睛与脏腑经络关系密切，五脏六腑之精气皆上注于目，为眼提供滋养，维持其正常视物功能。深入探究视疲劳的中医病机，不仅能从传统医学角度揭示其发病根源，也能为临床治疗提供新思路。通过剖析视疲劳在中医理论中的发病机制，我们有望找到更具针对性、更有效的中医防治方法，如中药调理、针灸推拿、食疗养生等，帮助患者缓解症状，改善眼部健康。这对于传承和发展中医眼科，提高民众的健康水平，都有着重要的现实意义。本部分将围绕视疲劳的中医病机展开深入探讨。

第一节　一 般 认 识

一、肝肾亏虚

视疲劳是眼科常见疾病之一，《证治准绳·杂病·七窍门》言："目珠者，连目本，目本又名目系，属足厥阴肝经也。"表明眼目与肝经联系密切，肝经疏泄得畅，则目和明辨五色。此外，经络受限，无以运行气血，筋目无血气濡养温煦，不荣则痛，因此，出现视疲劳、眶周疼痛，头目胀痛等症状。足少阴肾经与膀胱经互为表里且相互络属，督脉起于胞中，出于会阴，两络于肾，并相交于膀胱经，上输注于脑而连于目系，于巅顶与足厥阴肝经相交。因此，目与肝、肾两经之间密切相连，肾精、肝血上输注于目使之察色视物。

《黄帝内经·素问·金匮真言论》曰:“东方青色，入通于肝，开窍于目。”五轮与五脏相通应，另外，眼部疾病与五脏的异常密切相关，同时也体现了中医学的整体观念。五轮学说认为，目可分为五轮，不仅与五脏生理相应，而且全身十二经脉与眼之间经络相通，联系密切，全身脏腑、经络气血、五官九窍功能失常常致目病的发生。肝主藏血，全身气机调畅，则肝血能正常生成、运行和疏布。肝气条达舒畅，脏腑经络气血畅达无阻，肝之功能能够有序地进行发挥。肝主疏泄，维持全身气机的调节，气能行血、输精于目，目受精血滋濡而明亮，视物清晰。肝主情志，七情调和通达，气血充足，顺其常道而不妄行，则视物清晰，目明有力。

肾者，五行属水，为五轮之水轮，为瞳仁。此外，肾藏精，为人体之先天之本，五脏六腑之精气的功能正常发挥皆依赖于肾气化之功，而且也是机体活动的原动力，肾精充足，则目视物睛明，如若先天禀赋不足，加之后天无以滋先天之精气，则可致目无所见，视物不清，眼乏无力。由此可见，肝、肾两脏的失职与视疲劳的发生密切相关。

视疲劳与“肝肾同源”理论的关系，不仅在古代典籍中有所记载，而且在现代学研究中也有所涉及。研究表明，视疲劳的病因病机主要与肝脏、肾脏等密切相关。肝肾同源，又称为“精血同源”，肝主藏血，肾藏精，肝主疏泄，而肾主封藏，视物过久，或长期心烦易怒，致使肝气郁结，甚则郁而化火，火盛耗伤肝血，肝火亢盛加之肝血被灼，目窍无以得养。肾精乏源则无以化肝血，肝血亏虚无以上输于目而濡养于目，因此，临床上可见目睛涩滞，昏花无力等视疲劳症状。在对视疲劳的临床诊治过程中，有学者根据“肝肾同源”理论，取穴以“血”为中心法则，取肝俞、肾俞补肝肾以益精血，引气血上达目窍，采用耳穴推拿、针刺联合贴压的方法医治视疲劳，从而改善中青年女性“不足于血”的状态，能够有效地缓解患者的眼目涩滞、沉重等症状。因此，肝、肾两脏气血功能失调是导致视疲劳发生的原因之一，临床上可以补益精血为法，致使肝肾精血输注于目，使目有所养，从而使目窍得利。

二、心血不足

《素问·注证发微篇》:“久视者必劳心，故伤血。”《审视瑶函·卷之一·内外二障论》进一步阐述了心与眼疲劳的发病关系:“心藏乎神，运光于目，凡读书写字，与妇女描刺，匠作雕銮，凡此皆以目不转睛而视，又必留心内营。心主火，内营不息，则心火动。心火一动，则眼珠隐隐作痛，诸疾之所由起也。”

曾庆华认为，该病是久视导致的劳心伤神，耗气损血，目中经络涩滞和肝肾精血亏损不足，筋失所养，调节失司所致。庄曾渊研究员在总结前人论治经验的基础上，认为本病主要责之于久视劳心伤神，耗伤气血，以致血不养睛，筋脉失养，故见不耐久视，常欲闭目，目珠酸痛或伴头疼等症。

三、脾气虚弱

脾主升清，脾将精微物质上输头面而濡养头目，脾之清阳之气上升，目得温煦濡养，维持正常的视物辨色功能；脾主运化，输精于目，脾乃气血生化之源，脾的运化正常，气血充足，目得所养而维持正常的视觉功能。反之，脾的功能受损，营养物质无法滋养于目，易引发视疲劳等眼部疾病；因此，脾气虚弱、目失濡养是视疲劳另一病机。施桂榕等认为视频终端作业者长期伏案工作，脾虚会导致清阳无法正常向上升举，精气也没有办法上荣头目，眼睛就会失去濡养会导致视物模糊、流泪干涩等诸症丛生。

四、肝郁气滞

肝主疏泄，肝气属阳而主动，性喜条达而恶抑郁，需赖肝血的涵养充实方能疏泄有度，调节一身气血的运行。肝血为肝体提供物质基础，肝气是肝的外在功能表现。如若肝失疏泄，情志失疏，精血不藏，目失濡养，容易产生眼乏无力，视物模糊，甚则头晕目眩。目为肝之外候，肝之疾病则可影响目的视物功能的发挥，因此，治疗目系疾病时可从肝而治。此外，现代科技发展迅速，精神压力大，习惯性熬夜加之频繁使用视频终端等原因致使伤血耗气，肝之疏泄失司，精血不行，肝肾亏虚，禀赋耗损，从而出现肝肾亏虚之证。

第二节　特色理论

中医对眼科疾病的研究源远流长，形成了众多独特且精妙的理论，其中五轮学说、八廓学说、玄府理论尤为突出。五轮学说以脏腑为基础，将眼部不同部位分属五脏，通过观察各轮的变化来推断相应脏腑的病变，为眼科疾病的诊断和治疗提供了清晰的脏腑定位思路。八廓学说则从经络气血的角度出发，把眼部分为八廓，探讨其与全身经络气血的联系，以判断病情的轻重及预后。玄府理论认为眼内存在着细微的通道——玄府，是气血津液运行和神采出入的关键，玄府通畅与否直接影响眼部功能。这些理论相互补充、相辅相成，构成了中医特色眼科治疗理论的重要基石。它们不仅是中医历代医家智慧的结晶，更在千百年的临床实践中展现出卓越的指导价值。深入研究这三大理论，能让我们全面了解中医眼科的独特魅力，为现代眼科疾病的防治提供新思路与方法。

一、五轮学说

与五轮学说相关的原文记载，最早见于《灵枢·大惑论》，“五脏六腑之精气，皆上注于目而为之精。精之窠为眼，骨之精为瞳子，筋之精为黑眼，血之精为络，其窠气之精为白眼，肌肉之精为约束，裹撷筋骨血气之精，而与脉并为系。”古人根据这段经文将眼部分属五脏，配合五行、五色等，从而衍化为五轮学说，“上属于脑，后出于项中。故邪中于项，因逢其身之虚，其入深，则随眼系以入于脑。入于脑则脑转，脑转则引目系急。目系急则目眩以转矣。”阐述了目通过脉络与脑相连，又与项部相关。当邪气侵袭项部，若人体正虚，邪气可深入并沿着眼系传入脑，邪气入脑会引起头晕目眩等症状，是因为脑的病变牵扯目系。“邪其精，其精所中不相比也，则精散。精散则视歧，视歧见两物。”邪气侵袭眼睛，使精气受损，不能正常汇聚，就会导致视觉错乱，出现看东西重影的现象。“目者，五脏六腑之精也，营卫魂魄之所常营也，神气之所生也。故神劳则魂魄散，志意乱。是故瞳子黑眼法于阴，白眼赤脉法于阳也。故阴阳合传而精明也。目者，心使也。心者，神之舍也，故神精乱而不转。卒然见非常处精神魂魄，散不相得，故曰惑也。”更是强调了目和五脏的联系密切。

五轮的具体内容如下（图 6–1）。

（1）肉轮对应上下眼睑，对应的脏腑为脾。生理功能：脾主肌肉，肉轮负责眼睑的开合，保护眼珠。脾气健运，则眼睑开合自如，气血充足，眼睑色泽正常。病理表现：若脾虚，可出现眼睑下垂、无力开合，或眼睑浮肿；若脾经湿热，则眼睑红肿、糜烂、痒痛。

（2）血轮对应内外眦，即内眼角和外眼角，对应的脏腑为心。生理功能：心主血脉，血轮处血络丰富，反映心血的状态。病理表现：若心火上炎，可见两眦红赤、灼热疼痛；若心经虚火，则两眦淡红、干涩不适。

（3）气轮对应白睛，即眼球的白色部分，对应的脏腑为肺。生理功能：肺主气，气轮体现肺气的宣发和肃降功能。肺气宣降正常，则白睛色白而润泽。病理表现：若肺经风热，白睛红赤；若肺阴不足，白睛干涩。

（4）风轮对应黑睛，即角膜，对应的脏腑为肝。生理功能：肝开窍于目，肝主藏血，风轮依赖肝血的滋养。肝血充足，则黑睛晶莹明亮。病理表现：若肝火上炎，黑睛红赤、生翳；若肝阴不足，黑睛失养，可出现干涩、视物模糊。

（5）水轮对应瞳神，即瞳孔及眼内组织，对应的脏腑为肾。生理功能：肾主藏精，水轮依靠肾精的滋养。肾精充足，则瞳神明亮，视力正常。病理表现：若肾精亏损，可出现视物昏花、瞳神散大或缩小等。

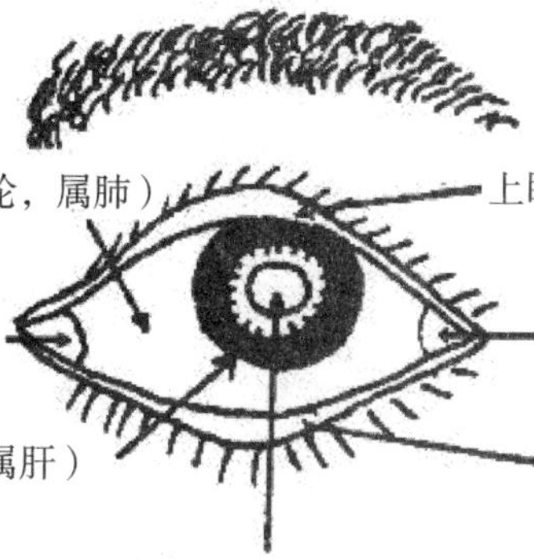

图 6–1　五轮分布图

五轮学说通过观察眼部各轮的色泽、形态等变化，来推断相应脏腑的病变情况，为中医眼科的诊断和治疗提供依据。例如，眼睑红肿可能提示脾经湿热；两眦红赤可能是心火上炎；白睛红赤可能为肺经风热；黑睛生翳可能是肝火上炎；瞳神异常可能与肾精亏损有关。在治疗上，根据五轮与脏腑的对应关系，采用调理相应脏腑功能的方法来治疗眼病。如清肝泻火治疗黑睛病变，养心安神治疗两眦病变等。

二、八廓学说

所谓廓者，是取其有如城郭护卫之意。八廓分别分布于眼的各个解剖部位。其名称历代命名繁多。有以自然界八种物质命名的，称之为天廓、地廓、风廓、雷廓、泽廓、山廓、火廓、水廓；有以八卦命名的，称之为乾廓、坎廓、艮廓、震廓、巽廓、离廓、坤廓、兑廓；还有以脏腑功能命名的，称之为传送廓、会阴廓、清净廓、关泉廓、养化廓、抱阳廓、水谷廓、津液廓等。

“八廓”二字最早见于宋·陈言《三因方》。给八廓首次绘图的是元·危亦林《世医得效方》，但在配位上与五轮重叠。明·槺光道人《眼科龙木论》对八廓虽有论述，但无定位。明·王肯堂《证治准绳》一书中，以八卦为思想基础，以《黄帝内经》为理论依据，首创八廓与八卦相结合，用四正（东、南、西、北）、四隅（东南、西南、西北、东北）八方配伍，并与脏腑建立关系，以眼部血脉丝络变化为辨证依据，创立了“验廓辨证”之法，从而形成了八廓学说（图 6–2）。

1. 津液廓

对应肾和膀胱，位于水轮。与体内津液代谢有关，肾与膀胱功能失常可致津液代谢紊乱，影响眼睛，如出现眼干涩、视力下降等。

2. 养化廓

对应肝，位于风轮，即黑睛。肝主疏泄，藏血，肝血充足则黑睛明亮，若肝失疏泄或肝血不足，可出现黑睛病变，如红赤、生翳等。

3. 传导廓

对应小肠，位于气轮，即白睛。小肠主化物，分清别浊，其功能失常可致心火上炎，影响眼部，出现两眦红赤等症状。

4. 水谷廓

对应脾胃，位于肉轮，即上下眼睑。主要与消化吸收功能相关，若脾胃失调，可影响眼部气血供应，出现眼睑浮肿、视物模糊等症状。

5. 胞阳廓

对应命门，位于血轮上方。命门之火对全身阳气有重要作用，其功能失常可致眼部阳气不足，出现怕冷、视力减退等症状。

6. 关泉廓

对应膀胱，位于血轮内下方，即瞳神。膀胱主排泄尿液，与肾相表里，膀胱功能失常可影响肾的功能，进而导致瞳神病变，如瞳神散大或缩小、视力下降等。

7. 清净廓

对应肺，位于血轮外下方。肺主气，司呼吸，肺功能正常可使眼部气血通畅，白睛润泽，若肺失宣降，可致白睛红赤、干涩等。

8. 会阴廓

对应肾，位于肉轮外上方。与肾的生殖、生长发育等功能相关，肾亏可引起眼部的多种病变，如黑睛失养、视物昏花等。

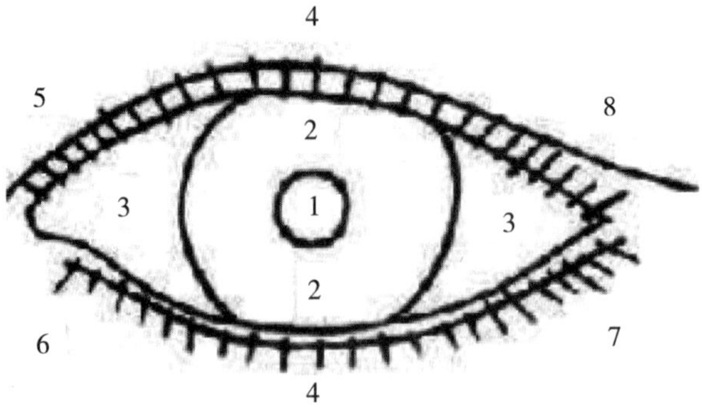

图 6–2　八廓学说示意图

1. 水廓属膀胱，又名津液廓；2. 风廓属胆，又名养化廓；3. 天廓属大肠，又名传导廓；4. 地廓属胃，又名水谷廓；5. 火廓属小肠，又名胞阳廓；6. 雷廓属命门，又名关泉廓；7. 泽廓属三焦，又名清净廓；8. 山廓属包络，又名会阴廓。

八廓学说通过观察眼部不同方位的病变表现，结合相应脏腑经络的功能状态，来判断疾病的病因病机，并制定相应的治疗方案。例如，若白睛出现病变，可考虑肺或清净廓的问题，从调理肺功能入手进行治疗；若黑睛出现病变，可考虑肝或养化廓的问题，采用疏肝养血等方法治疗。

八廓学说为中医眼科的诊断和治疗提供了一种独特的思路和方法，但在临床应用中需要结合其他中医理论和现代医学检查手段，综合分析判断，以提高诊断的准确性和治疗的有效性。

三、肝窍学说

肝窍学说源于《素问・金匮真言论》所论之"东方青色. 入通于肝，开窍于目"，《素问・五藏生成篇》"肝受血而能视"，说明目能视是肝生理功能正常的表现;《灵枢・经脉》所述"足厥阴之脉……属肝,络胆……连目系。上出额"则强调肝与目窍之间存在密切联系。此后《刘河间伤寒六书》认为"目得血而能视,其证足厥阴之经所生也"，而《审视瑶函》认为"五脏六腑之精华，皆为肝胆发源，内有脉道孔窍。皆上通于目而为光明"。说明脏腑之精微物质上行濡养于目，使目发挥其生理功能。肖国士在分析了其起源、形成和发展后，认为肝窍学说起源于《黄帝内经》，理论形成于唐代，并经历了病源与病证两个发展阶段，而宋以后医家对其做出进一步发挥，奠定了今日眼科的虚证和内障眼病主张肝肾同治的理论基础。

肝开窍于目。肝的经脉上联目系，目的视力有赖于肝气的疏泄和肝血的滋养。

肝主藏血，肝血充足，则双目有神，视物清晰；若肝血不足，目失所养，可出现两目干涩、视物不清、夜盲等症状；若肝火上炎，则目赤肿痛；肝阳上亢可致头目眩晕、视力模糊。

四、玄府理论

"玄府"一词首见于《黄帝内经》，但当时并非专指人体的细微结构。玄府学说理论源于《素问・水热穴论》所论之"所谓玄府者，汗空也"，以及《灵枢・小针解》之"玄府者，汗孔也"。首见于金元时期刘完素所著之《素问玄机原病式》，书中云:"玄府者，无物不有，人之脏腑皮毛、肌肉筋膜，骨髓爪牙，至于世间万物，尽皆有之，乃气出入升降之道路门户也，人之眼、耳、鼻、舌、身、意、神、识能为用者，皆升降出入之通利也。"即人体中极其细微的孔道结构，广泛分布于人体的各个部位，包括皮肤、肌肉、脏腑、官窍等。《中国医学百科全书・中医眼科学》对眼科玄府学说明确定义为:

“眼中玄府为精、气、血等升运出入之通道门户，若玄府郁滞，则目失滋养而减明，若玄府闭塞，则目无滋养而三光绝。”

1. 玄府的生理功能

（1）流通气液：①气的流通。玄府是人体中极其细微的孔道结构，眼部的玄府负责流通气液。气包括元气、宗气、营气、卫气等，它们通过眼部玄府到达眼的各个组织，发挥温煦、推动、防御等作用。例如，元气通过玄府滋养眼内组织，维持眼睛的正常生理功能；卫气则可防御外邪入侵眼睛。若眼部玄府通畅，气的运行正常，眼睛则明亮有神，功能正常。若玄府闭塞，气的流通受阻，可导致眼睛失去温煦和推动，出现视物模糊、眼胀、眼痛等症状。②液的流通。津液也通过眼部玄府进行流通和输布。津液对眼睛起着濡养作用，保持眼的湿润和正常代谢。若眼部玄府通畅，津液能充分滋养眼睛，则眼组织润泽，泪液分泌正常。若玄府闭塞，津液流通不畅，可引起眼睛干涩、红肿、疼痛等。

（2）通利神机：①神光发越。玄府通利是神光发越的重要条件。神光即眼睛的视觉功能，依赖于气血津液的充足和流通。当眼部玄府通畅时，气血津液能顺利上注于目，使神光得以正常发越，眼睛视物清晰。若玄府闭塞，神光不得发越，可出现视力下降、视物不清等问题。②视觉调节。眼睛的视觉调节功能也与玄府有关。例如，在看远近不同的物体时，眼部的气血津液需要通过玄府进行快速调节，以适应不同的视觉需求。若玄府功能失常，这种调节能力就会下降，导致视疲劳、近视、远视等问题。

2. 玄府与眼病的关系

（1）玄府闭塞与眼病发生：多种因素可导致眼部玄府闭塞，如外感六淫、七情内伤、饮食不节、劳倦过度等。玄府闭塞后，气血津液不能正常流通于眼部，可引起目失濡养、神光不得发越，从而导致各种眼病的发生。

常见的眼病如目赤肿痛、视物模糊、青盲、视瞻昏渺等，都可能与眼部玄府闭塞有关。

（2）开通玄府治疗眼病：根据玄府学说，治疗眼病的关键在于开通玄府，恢复气液流通和神机通利。中医常采用疏风清热、活血化瘀、补益肝肾等方法，以达到开通眼部玄府的目的。

例如，使用具有辛散作用的药物，如薄荷、防风等，可疏散风热，开通玄府；活血化瘀药物如丹参、川芎等，可改善眼部血液循环，促进玄府通畅；补益肝肾药物如枸杞子、熟地黄等，可滋养肝肾，使精血充足，上荣于目，间接开通玄府。

3. 玄府学说的临床意义

玄府学说为中医临床治疗多种疾病提供了新的思路和方法。在眼科领域，它丰富了眼病的病因病机理论，为眼病的诊断和治疗提供了重要的理论依据。通过开通玄府的治疗方法，可以提高眼病的临床疗效，为患者带来更好的治疗效果。同时，玄府学说也对其他学科的研究和发展具有一定的启示作用。

第七章 视疲劳的中药内治

第一节 辨 证 治 疗

一、中医病因

视疲劳在中医中多与“目倦”或“肝劳”相关，主要表现为眼睛疲劳、视物不能持久、干涩不适等。因久视劳心伤神、肝肾不足、气血亏虚等原因，使眼睛失去濡养而发为目倦。主要病因包括：①肝肾不足，精血耗损而不能上荣；②脾虚气弱，目失所养；③劳瞻竭视而暗耗精血，心血亏虚无以滋养眼目所致；④肝郁气滞，精气难以上注于目，也会出现视疲劳症状。

二、辨证治疗

1. 肝肾不足证

临床表现：久视后目干涩、酸痛，伴见头晕耳鸣，腰膝酸软，须发早白，失眠多梦，舌淡苔薄，脉细弱。

治法：滋补肝肾，益精明目。

代表方：选用《银海精微》加减驻景丸。

本方由楮实子 12g，熟地 12g，菟丝子 15g，车前子 6g，茯苓 6g，石菖蒲 6g 组成。方中熟地滋阴补肾、养血调肝，合菟丝子补肝肾之虚，车前子补肾利水、清热除湿，使补而不滞，共奏补益肝肾之功。若症见头晕耳鸣者，可加天麻、钩藤、白菊花以平肝息风通络；眼目干涩者，可加麦冬、玉竹以滋阴生津；腰膝酸软者，可加续断、牛膝、杜仲补肾。兼有气不足者，可加党参；脾不健运者，酌加麦芽、陈皮。

症状辨析如下。

头晕目眩：肝开窍于目，肾主藏精生髓，肝肾不足时，不能上荣头目，可出现头晕、眼花等症状。耳鸣耳聋：肾开窍于耳，肝肾精血亏虚，耳窍失养，可出现耳鸣、听力下降甚至耳聋。腰膝酸软：肾主骨，腰为肾之府，肝主筋，肝肾不足则筋骨失养，表现为腰膝酸软无力。须发早白或脱落：发为血之余，肝肾不足，精血亏虚，不能滋养头发，可出现须发早白、脱落等情况。失眠多梦：肝肾阴虚，虚火内扰，心神不宁，导致失眠、多梦。

2. 脾气虚弱证

临床表现：视久昏花，困乏，眼目干涩，睑重欲闭，头晕，纳差，腹胀，大便溏泄，面白神疲，倦怠乏力，舌淡苔白，边有齿痕，脉细弱无力。

治法：补中益气，健脾升阳。

代表方：选用《东垣十书》补中益气汤加减。

本方由黄芪 12g，白术 10g，陈皮 12g，党参 9g，柴胡 6g，升麻 9g，炙甘草 3g，当归 12g 组成。方中黄芪补中益气，固表升阳；党参、炙甘草、白术益气健脾；当归补血和营；陈皮理气和胃；升麻、柴胡升阳举陷。全方共奏补中益气，健脾升阳之效。纳差食呆者，加砂仁、鸡内金以消食开胃；视久昏花者，加桑椹子、肉苁蓉、淫羊藿以补肾养肝，益精明目。

症状辨析如下。

视久昏花：脾气虚弱，运化功能失常，不能将水谷精微上输于目，导致眼睛失去濡养，长时间用眼后就会出现视力模糊的症状，眼睛也会因缺乏津液而干涩。睑重欲闭：脾气虚弱，肌肉失养，眼睑肌肉无力，所以感觉眼睑沉重，想要闭合。食欲减退：脾胃虚弱，运化功能失常，导致食欲下降。腹胀：脾主运化，脾气虚弱则运化无力，食物停滞于胃肠，引起腹胀。大便溏泄：脾气虚弱不能正常运化水谷，水湿下注肠道，导致大便稀溏。肢体倦怠：脾主肌肉四肢，脾气虚弱则肌肉失养，肢体感到疲倦无力。面白：脾为气血生化之源，脾气虚弱则气血不足，不能上荣于面，呈现面白或萎黄无华。头晕：气血不足，无法上荣脑窍会出现头晕不适。倦怠乏力：气虚则气短，脾气虚弱时，人往往感觉说话都提不起力气，平时多感觉疲惫。

3. 心血亏虚证

临床表现：劳目久视则视昏眼痛，不欲睁目，可伴见面白无华、健忘、心悸、头晕、失眠、唇舌色淡、舌淡脉细。

治法：滋阴养血，补心宁神。

代表方：选用《摄生秘剖》天王补心丹加减。

本方由丹参25g，当归50g，石菖蒲25g，党参25g，茯苓25g，五味子50g，麦冬50g，天冬50g，生地黄200g，玄参25g，远志（制）25g，酸枣仁（炒）50g，柏子仁50g，桔梗25g，甘草25g，朱砂10g组成。方中君药、臣药合起来，实际上是生地黄、麦冬、玄参，相当于增液汤，养阴清热的基础方。结合天冬侧重补肾，滋补肾阴。这体现了本方是针对阴血暗耗，以补心肾之阴血为主。酸枣仁、柏子仁、当归、丹参能养血安神。涉及心神不安，失眠、多梦，包括心悸，这类都是阴血不足，不能涵养心神，或者心体失养。酸枣仁、柏子仁是滋养安神的主要药物，酸枣仁本身也能养肝血，柏子仁养心安神还能补脾。当归、丹参养阴补血相结合，凉而不郁。党参、茯苓安神定志。远志、五味子可以收敛心神。本方用朱砂为衣，整方以滋养安神为主，结合清心安神、镇心安神。在方义分析中，桔梗是一个重点。因为天王补心丹，治疗病位以心为主。桔梗用来作使药，载药上行，使药力缓留于上部，这是使药运用的一个例子。以舟楫之剂，引经报使。本方养阴力量较大，偏于补，可以心脾肾兼顾，实际上又气血兼顾。

症状辨析如下。

劳目久视则视昏眼痛，不欲睁目：心血亏虚，不能上荣于目，眼睛失去心血的滋养，在过度用眼后就会出现视力模糊、眼睛疼痛的症状，且因为眼睛不适而不想睁开眼睛。心悸：自觉心中急剧跳动，惊慌不安。心血不足，心失所养，故而心悸。失眠多梦：血不养心，心神不安，导致睡眠不实，多梦易醒。头晕目眩：心血亏虚，不能上荣头目，故出现头晕、眼花。面色苍白或萎黄：心主血脉，其华在面。心血不足，不能充盈血脉，面部失去血色，呈现苍白或萎黄。唇舌色淡：唇舌为血脉丰富之处，心血亏虚则唇舌颜色变淡。健忘：心血不足，心神失养，记忆力减退，容易健忘。

4. 肝郁气滞证

临床表现：平素不耐久视，视久则眼胀，怕光、流泪，眼眶、眉棱骨痛，伴见精神抑郁，头晕头痛，心烦欲吐，口苦，胁胀痛及舌红苔黄、脉弦细。

治法：疏肝理气，解郁明目。

代表方：选用《和剂局方》逍遥散加减。

本方由柴胡9g，当归12g，白芍15g，白术9g，茯苓12g，甘草3g，煨生姜6g，薄荷8g，川楝子5g，延胡索10g组成。方中君药柴胡疏肝解郁，使肝气条达；当归甘苦温，养血和血，白芍养血柔肝，共为臣药；木郁不达致脾虚不运，故以白术、茯苓、甘草健脾益气，既能实土以御木侮，又能使营血生化有源；薄荷疏散郁遏之气，透达肝经郁热；煨生姜温胃和中，且能辛香达郁，共为佐药。诸药合用，可收肝脾并治，气血兼顾的效果。配失笑散加强疏肝解郁，共奏止痛之效。气滞甚者，可加香附、郁金、川芎；头痛重者，可加川芎、白芷、蔓荆子；口苦咽干或舌红苔薄黄热象重者，可加丹皮、栀子、黄柏以清郁火；兼肝阳上亢者，可加钩藤、龙骨、牡蛎；大便干结者，可加决明子、火麻仁润肠通便；若肝郁而阴血亏虚较甚者，可加熟地、女贞子、桑椹以助当归、赤芍滋阴补血。

症状辨析如下。

不耐久视、视久眼胀、怕光流泪：肝开窍于目，肝郁气滞，气血运行不畅，不能充分滋养眼睛，导致眼睛容易疲劳、胀痛，对光线敏感且易流泪。眼眶、眉棱骨痛：肝经循行经过眼眶和眉棱骨部位，肝郁气滞则经络不通，不通则痛。精神抑郁：肝主疏泄，调畅情志。肝郁气滞时，疏泄功能失常，导致情绪低落、抑郁。头晕头痛：肝气郁结，气郁化火，上扰清窍，可引起头晕头痛。心烦欲吐、口苦：肝郁气滞，郁久化热，热邪犯胃，胃气上逆，故心烦欲吐；胆汁上泛则口苦。胁胀痛：肝经布于两胁，肝郁气滞则胁部胀痛。

三、预防调护

1. 合理用眼

避免长时间连续用眼，适当休息，每隔 45min 至 1h 进行眼部休息，做眼保健操，减少眼睛疲劳。保证充足的睡眠，避免熬夜，给眼睛充分的休息时间。

2. 饮食调理

多食用富含维生素 A、维生素 C 和维生素 E 的食物，如胡萝卜、菠菜、蓝莓、枸杞等，有助于眼睛健康。可常饮菊花茶、枸杞茶等中药饮品，帮助清肝明目。增加高蛋白、高矿物质食物的摄入，如鸡蛋、牛奶、鱼类等，以滋养肝肾。

3. 调节情志

保持良好的心态，避免情绪波动过大，尤其是肝郁气滞型患者，要避免压力过大，保持情志舒畅。可通过练习太极、瑜伽等放松身心的方法，促进气血流通。

4. 适度运动

适当进行户外活动，尤其是有助于眼部血液循环的运动，如散步、跑步等。阳光下适度暴露，有助于眼部的自然调节。避免眼部过度紧张，通过眼部按摩、眼部放松等手段缓解眼部疲劳。

5. 环境保护

保持室内光线柔和，避免强光直射眼睛，避免眼睛在暗光环境下过度劳累。调整屏幕亮度和对比度，保持适当的距离和角度，避免眼睛受到过多刺激。

第二节　历代名方

历代名方是中医先辈们经过长期临床实践总结而成的智慧结晶，它们依据传统中医理论，从整体出发，以辨证论治为基础，通过调整人体阴阳平衡、气血运行来改善视疲劳。这些历代名方组方严谨，配伍得当，往往能针对视疲劳复杂的病因病机发挥作用。

一、逍遥丸

【主治功效】疏肝健脾，养血调经。用于肝郁气滞证。

【药物组成】柴胡、当归、白芍、白术（炒）、茯苓、生姜、薄荷、炙甘草。

【组成分析】方中柴胡疏肝解郁、调畅肝气为君药。臣以当归、白芍养血柔肝，君臣相合，补肝体而助肝用。白术、茯苓益气健脾，使气血生化有源，又能实土以御木侮；生姜温中散寒，薄荷疏肝郁散热邪，共为佐药。炙甘草调和诸药为使药。诸药合用，共奏疏肝健脾、养血调经之功。

【使用注意】①肝肾阴虚所致的胁肋疼痛、咽干口燥、舌红无苔者慎用。②孕妇忌服。

二、补中益气丸

【主治功效】补中益气，升阳举陷。用于脾气虚弱证。

【药物组成】炙黄芪、党参、白术（炒）、当归、陈皮、生姜、大枣、升麻、柴胡、炙甘草。

【组成分析】方中重用黄芪，为君药，补中益气，升阳固表。党参、白术补气健脾，为臣药。当归养血和营；陈皮理气和中，醒脾和胃，使诸药补而不滞；生姜、大枣调和脾胃；升麻、柴胡升阳举陷；六药共为佐药。使以甘草调和诸药。诸药合用，共奏补中益气、升阳举陷之功。

【使用注意】①阴虚内热、外感表实证及食积胀满者忌用。②不宜与藜芦或其制剂同服。③高血压患者慎服。

三、明目地黄丸

【主治功效】滋肾养肝明目。用于肝肾阴虚证。

【药物组成】熟地黄、山茱萸（制）、山药、牡丹皮、茯苓、泽泻、枸杞子、当归、白芍、菊花、蒺藜、石决明。

【组成分析】方用滋补肾阴、益精填髓的熟地黄为君药；补益肝肾的山茱萸，养阴补血、益精明目的枸杞子，补脾养胃、养阴生精的山药，补血活血、润肠通便的当归，养血敛阴、平抑肝阳的白芍，共为臣药，助君药补肝肾、滋阴补血。用利水渗湿（促进水液运行来祛湿）、健脾宁心的茯苓，泄热通淋、利水渗湿的泽泻，清热凉血、活血散瘀的牡丹皮，清肝明目的菊花，平肝解郁、祛风明目的蒺藜，清肝明目的石决明，共为佐药。诸药配伍使用，能滋肾养肝、益精明目。

【使用注意】本品脾胃虚弱者慎用。

四、石斛明目丸

【主治功效】滋阴补肾，清肝明目。用于肝肾两亏、虚火上炎证。

【药物组成】石斛、青葙子、决明子（炒）、蒺藜（去刺盐炙）、生地黄、熟地黄、枸杞子、菟丝子、肉苁蓉（酒炙）、人参、山药、茯苓、天冬、麦冬、五味子（醋炙）、甘草、枳壳（麸炒）。

【使用注意】①脾胃虚弱、运化失调者慎用。②孕妇慎用。

五、杞菊地黄丸

【主治功效】滋肾养肝。用于肝肾阴虚证。

【药物组成】熟地黄、山茱萸（制）、山药、牡丹皮、茯苓、泽泻、枸杞子、菊花。

【组成分析】方中重用熟地黄滋阴补肾，为君药。山茱萸温补肝肾，山药健脾固肾，共为臣药。泽泻、牡丹皮、茯苓，功在利水渗湿，泻阴中伏火，健脾利水；枸杞子、菊花清肝益肾，疏风明目，共为佐药。全方合用，共奏滋肾养肝、益精明目之功。

【使用注意】①本品味厚滋腻，易碍运化，故脾虚便溏者慎用。②服药期间忌辛辣、油腻之物。

六、石斛夜光丸

【主治功效】滋阴补肾，清肝明目。用于肝肾两亏、阴虚火旺证。

【药物组成】生地黄、熟地黄、枸杞子、人参、茯苓、天冬、石斛、甘草、肉苁蓉、五味子、防风、川芎、枳壳（炒）、黄连、蒺藜（盐炒）、青葙子、羚羊角、山药、菟丝子、苦杏仁、牛膝、菊花、决明子、麦冬、水牛角浓缩粉。

【组成分析】方中以生地黄、熟地黄补肾益精，枸杞子养肝明目，共为君药。人参、茯苓、山药益脾补肺，滋生气血上输以养目；天冬、麦冬、石斛滋水涵木；菟丝子、肉苁蓉补肾固精明目，共为臣药。川芎、菊花、蒺藜、苦杏仁、防风、决明子、青葙子疏风清热明目；黄连、水牛角、羚羊角以平肝熄风，泻火明目；牛膝、枳壳引火下行；五味子酸收固摄，可收五脏之精上输于目，共为佐药。甘草调和诸药，为使药。诸药合用，共奏平肝熄风、滋阴明目之功。

【使用注意】①脾胃虚弱、运化失调者慎用。②孕妇慎服。

第三节　当代经验

2023年《视疲劳（肝劳）多民族医诊疗专家共识》指出，视疲劳专方治疗常选用柴葛解肌汤，通过调畅三阳经脉、解肌止痛从而达到治疗视疲劳的目的。因三阳经的本经均起于眼和眼附近，三阳经脉多气多血，循于头面，维系目窍，供养气血。若久视劳心伤神，耗气伤血，三阳经脉郁结闭阻，目中经脉失养，诸脉不利，致使眼之肌肉拘急或经筋张而不弛，则见视久疲劳，头目胀痛。因此，治疗视疲劳首先考虑调畅三阳经脉，或在辨证施治时注意疏通三阳经脉。

杨永升等对网络公司的职员（视频终端工作的人员）进行实验研究，实验组人员口服目舒丸2次/d，每次6g。成分中含有以下中药：当归、全蝎、白芍、川芎、紫河车、熟地、天麻等，规格为6g/袋。对照组给予萘敏维眼药水，每日4次点双眼，通过对比统计参加实验人员的视疲劳症状和干眼症的体征，中药组对比西药眼药组疗效显著。

由于肝主筋脉，而目部有赖于肝血的濡养，所以视疲劳的发生和肝的过劳密切相关，而肝劳的形成又与全身其他脏腑关联，久视伤肝，目失肝血之濡养，从而出现一系列不适的症状，中药目舒丸以中医养血解痉的方法，缓解视疲劳的症状。

第八章 视疲劳的中药外治

眼科外治法是运用具有祛风、清热、除湿、活血通络、祛瘀散结及退翳明目等各种不同作用的药物或手法，从外部直接施治于眼部的方法。其临床应用甚为广泛，常与内治法密切配合。

外治法种类很多，除冷敷、热敷等纯物理疗法外，还有药物配合的外治法，如用眼药水、眼药粉点眼，眼药膏涂眼，药物熏洗等。中药外治在治疗视疲劳中有独特的疗效，其作用迅速，具有简、便、廉、验之特点。本章介绍药物点眼、药物热敷、药物熏蒸和雾化、穴位贴敷、药枕五种中药外治疗法在视疲劳治疗中的运用。

第一节　药物点眼疗法

药物点眼疗法是眼部疾病的一个重要的给药途径，是用药物制成水、散等剂型，将其点入眼角，以治疗疾病的一种方法，是眼科常用的外治法。眼睛局部点用药物，药物能直接和眼球接触，药量小而局部的浓度较高，既克服了血－房水屏障的阻碍，又能保持有效浓度的药物进入眼内。因此，药物点眼疗法具有简便易行、全身副作用少、容易被患者接受等优点，是视疲劳治疗中的重要手段。

早在晋代《肘后方》中就记载用盐汤洗眼治目卒痛；用矾石和枣膏制成膏剂治目中风肿；用贝齿、珍珠制成散剂治目病。唐代《千金方》中更详细地记载了用棉蘸药汁注目眦中的滴眼法，用新毛笔蘸眼药粉撒入结膜囊内的点眼法。唐以后，点眼法不断发展，不仅作为治疗外障眼病的方法而常用，而且逐渐扩展到用于治疗眼科以外的某些疾病。如《鲟溪外治方选》中用甘草、梅片化水滴眼治疗伤寒无汗；《理瀹骈文》记载了用点眼法治疗湿热发黄、阴性呃逆、痘疹、胃痛、腰痛等；其他医籍中还有用点眼法治闪挫腰痛、疯犬、毒蛇咬伤等记载。20 世纪 50 年代后，这一治法也得到不断充实和完善，且更加安全有效。

一、操作方法

1. 滴眼药水

将药物配成水剂应用。如患者为坐位，令头部稍微仰起，先在其下眼睑下方放置一块棉球；如患者为卧位，则令头微偏向患眼侧，先置棉球于小眦侧。令患者双目上视，医生用左手轻轻向下拉开下睑，右手持滴管或滴瓶，将药水滴入大眦角或白睛下方 1 ～ 2 滴。然后轻轻将上睑提起，并同时放松下睑，使药物充分均匀地分布于眼内，轻轻闭目数分钟即可。一般每日 3 ～ 4 次。

注意滴眼前要细心查对眼药瓶上的药名标签与所滴的眼别，滴管头部勿触及胞睑的皮肤与睫毛，以免污染滴管与药液；如滴入毒性药物，则滴后需用手指压迫睛明穴下方 1 ～ 2min，以防药液通过泪窍流入鼻腔，引起中毒。

2. 点眼药粉

将药物制成极为细腻的粉末后应用。以小玻璃棒头部沾湿生理盐水，再蘸药粉半粒到一粒芝麻大小，医生用手指轻轻分开胞睑，一般将药物轻轻放置于大眦角处，令患者闭目，以有凉爽感为度。点毕，患者以手按鱼尾穴数次，以助行其气血，闭目数分钟后，俟药力已行，渐渐放开，即可睁眼。每日 3 次。

注意一次用药不可太多，否则容易引起刺激而带来不适，甚至可致红肿刺痛等反应。同时注意玻璃棒头部要光滑，点时不能触及黑睛，尤其是黑睛生翳者，更应慎重。

3. 涂眼药膏

将药物配成膏剂应用。现多用软管药膏，用时将药膏挤出少许，置于胞睑皮肤患处或眼内白睛下方，轻轻拉提下睑后，令患者闭眼，用棉球轻轻按揉胞睑 2 ～ 3min 即可。如用玻璃棒取药，则当患者闭眼时，将玻璃棒横向徐徐自眦角方向抽出。每日 3 次或临睡前用 1 次。

注意当抽出玻璃棒时，切勿于黑睛表面擦过，以防擦伤黑睛。

二、中草药眼药水

1. 麝珠明目滴眼液

【药物】珍珠（水飞）、麝香、冬虫夏草、石决明（煅）、黄连、黄柏、冰片、蛇胆汁、猪胆膏、炉甘石（煅）、紫苏叶、荆芥。

【功效】消翳明目。

【主治】视疲劳，老年性初、中期白内障。

2. 夏天无眼药水

【药物】夏天无提取物。

【功效】舒筋通络，活血祛瘀。

【主治】视疲劳，青少年近视眼。

3. 珍视明滴眼液

【药物】珍珠层粉、天然冰片、硼砂、硼酸。

【功效】明目去翳，清热解痉。

【主治】视疲劳，青少年假性近视，轻度青光眼。

4. 珍珠明目滴眼液

【药物】珍珠液、冰片。

【功效】清热泻火，养肝明目。

【主治】肝虚火旺引起的视疲劳、慢性结膜炎、眼睛干涩等。

三、点眼药方

1. 茶连液（福建中医药 1989；20（4）：17 ～ 18）

【药物】春茶叶（干品）20g，黄连（研末）5g。

【用法】上药加开水 200ml，于砂锅内煮沸 10min，用消毒纱布过滤后静置于消毒玻璃杯中，沉淀后取澄清液装入滴管瓶或注射器内备用。每只眼点 2 滴，每天 4 次，连续 3d 或至愈；用于预防时，每只眼点 1 滴，每天 4 次，连点 3d。

【功效】清热解毒。

【主治】天行赤眼（红眼病）。

2. 板蓝根注射液（湖南中医杂志 1989；5（1）：45）

【药物】板蓝根注射液 1 支。

【用法】取上药点眼，每次 2～4 滴，每日 4 次，3d 为 1 个疗程。

【功效】清热解毒。

【主治】天行赤眼。

3. 青鱼胆（《偏方大全》）

【药物】青鱼胆 1 只。

【用法】将青鱼胆阴干，研碎过筛取极细粉末，点于眼角上，早晚各 1 次，3d 即愈。

【功效】疏风清热。

【主治】肝经风热型角膜炎。

4. 炉甘石散（《李时珍濒湖集简方》）

【药物】炉甘石 150g，黄连 120g（锉豆大），片脑 5g。

【用法】将上药前 2 味入银石器内，加水 2 碗，煮 2 沸时，去黄连为末，入片脑研匀罐收。每点少许，频用取效。

【功效】清热解毒，收敛止泪。

【主治】瘢痕出现期沙眼。

5. 清凉煎（《中医眼科学》）

【药物】龙脑、腻粉、马牙硝、秦皮各 30g，黄连、防风各 1g。

【用法】上药为极细末。以水 2 碗浸药 2d 后，煎取 2 大盏，滤去渣，更煎 3 ～ 5 沸。加入龙脑，搅匀密封，勿令尘入，用之点眼立效。

【功效】清热退翳。

【主治】肝经火炽型赤膜下垂。

6. 黄连西瓜霜眼药水（《著名中医学家的学术经验》）

【药物】川连 5g，西瓜霜 5g，月石 0.2g，硝苯汞 0.004g，蒸馏水 100ml。

【用法】先将川连放在水内加热煮沸半小时，过滤后加入西瓜霜等药，再加热待烊后过滤，再加水至 100ml 即成。每日点眼 3 ～ 4 次。

【功效】疏风清热，退翳明目。

【主治】肝肺风热上壅型赤膜下垂。

7. 连乳眼药水（《中医简易外治法》）

【药物】人乳 10g，川连 2g。

【用法】先将川连入开水煎沸过滤，再将其水与人乳调匀装眼药水瓶，每日点眼 6 次（夏季，人乳与川连每晚煮开后贮放，第 2 日可再用，以防变质）。

【功效】清热消胬。

【主治】进行性胬肉。

本章节仅供医疗结构参考，患者切忌自行配伍使用

四、其他注意事项

（1）药物应严格消毒，药水应用蒸馏法取汁，药粉应高压消毒。

（2）滴眼水前，应严格核对药名、有效期、眼别，切勿滴错。

（3）只能将药点入内眦处。药水只能点 1 ～ 2 滴，药粉只能点 1 ～ 2 粒芝麻大。

（4）滴眼药前后必须洗手，患者取仰卧或坐位，让患者向上看，用手指分开下睑，将眼药水滴入结膜囊 1 ～ 2 滴，患者闭眼 1 ～ 2min 即可。

（5）患眼有分泌物者，应先用消毒棉签拭干净后再滴眼水。

第二节　药物热敷疗法

中药热敷是用布包裹中药加热后热敷患眼，以治疗外眼疾病的方法。通过局部热敷能够起到舒筋活血的作用，可以扩张血管，改善局部的血液循环。适当热敷还可以促进新陈代谢，对于慢性眼疲劳、视力减退、视物模糊等症状都有很好的治疗效果。

运用热敷法治疗某些疾病，在我国有两千多年的历史，《黄帝内经》中称之为“熨”法。古代应用热敷法的方法有很多，有药熨、烫熨、酒熨、葱熨、土熨等。中医认为“气滞血瘀则痛，气血通畅则不痛”，中药热敷基于“通则不痛”的中医基础理论，通过局部加热的热效应提升局部组织温度，刺激毛细血管扩张，促进血液和淋巴液流动，加速炎性代谢产物的清除，同时结合药物的渗透作用，温通经络、祛风散寒，从而缓解疼痛、改善血液循环。此外，中药热敷还有较好的透皮吸收效应。现代药理研究表明，某些芳香辛散类中药在加热条件下，其有效成分可更容易被皮肤吸收，结合热蒸气对皮肤毛孔的打开作用，药物成分可更快速、更深层地渗透到体内作用部位。

一、操作方法

敷药时先将药物研成细末，根据需要，选用水或茶水、蜜、人乳、姜汁、醋、胆汁、麻油、鸡蛋清、鸡蛋油等，将药末调成糊状，敷于胞睑之上，或敷于太阳穴、额部等处。如为新鲜带汁的药物，则洗净后捣烂，用纱布包后敷之，亦有用药物煎剂或盐水做湿热敷者。

如用干药粉调成糊状敷眼，则待药物干燥就再涂一层，以保持局部湿润为度。如为新鲜药物，则以做到清洁无变质、无刺激性、无毒性为要。药物敷眼还必须防止药物进入眼内，以免损伤眼珠。

二、药方

1. 方法一

【药物】芒硝 60g，大黄 10g，当归尾 10g，红花 10g，白菊花 10g，蝉衣 10g。

【用法】上药共研细末，用单层纱布做成小袋，布袋纳入适量药末备用。药袋盖住眼部，令其闭目静养，每半小时 1 次，每日敷 5 ～ 6 次，1d 换 1 个药袋。

【功效】清热明目，活血化瘀。

【主治】眼部炎症引起的视疲劳、目痒、结膜红赤等。

2. 方法二

【药物】枸杞子 50g，羊肝 300g。

【用法】将羊肝切片洗净，待用。枸杞子洗净，放入砂锅中，加清水适量，用大火煮沸后，改用小火煮 30min，放入羊肝，煮熟。取适量枸杞子与汤汁倒入碗中，捣成泥，滤渣取浓汁，每晚临睡前用棉签蘸取药汁敷于眼部，用眼围罩固定，第二天早晨用清水洗去。锅里剩下的羊肝和枸杞子可加盐调味，佐餐食用。

【功效】滋补肝肾，恢复视力。

【主治】近视伴有眼睛干涩、头晕目眩、手脚心热者。

3. 方法三

【药物】鲜生姜（去皮）0.6g，白矾面 6g，黄连面、冰片各 0.6g。

【用法】上药共研成泥膏状，备用。患者仰卧位，檐上覆盖两层纱布条，然后在眉上 1 横指往下，鼻上 1 横指往上，两边至太阳穴区域内将药膏敷上，眼区可稍厚一些。敷后静卧，待药膏自然干裂时止。每日 1 次。

【功效】清热明目。

【主治】视疲劳，近视。

4. 方法四

【药物】决明子、生地黄、菊花、石菖蒲、蝉蜕各 20g。

【用法】上药武火煮沸 10min 后，将纱布浸药液湿敷双眼，每日 3 次，每次 15min。

【功效】清肝泻火，明目退翳。

【主治】视疲劳，干眼症。

5. 方法五

【药物】菊花、薄荷、密蒙花、石斛、麦冬、五味子、川芎、丹参、柴胡、松花粉、玄参、石决明等。

【用法】上药共纳入一药袋中，将药袋置于蒸锅内隔水蒸 30min，使药物充分释放，温控器测温 50～60℃，取出热敷双眼。开始热敷时先闪敷，待温度适宜后再放于患者双眼热敷，温度低于 45℃时，重新更换热罨包，如此循环交替，持续热敷 30min，每天 1 次，5d 为 1 个疗程，共 4 个疗程。

【功效】滋养肺肾，清热明目。

【主治】有眼睛干涩、烧灼感、异物感、视物模糊、分泌物黏稠等症状，严重影响视力者。

6. 方法六

【药物】霜桑叶 15～20g。

【用法】取霜桑叶 15～20g 洗净，水煎去渣，放凉后用干毛巾浸药液敷眼，每日 2 次。

【功效】疏风清热。

【主治】视疲劳，干眼症。

三、注意事项

（1）敷眼前必须彻底清洁面部和眼周区域，尤其是眼部化妆者，以避免化妆品进入眼睛，引起感染或过敏反应。

（2）热敷时的温度要适中，一般建议在 40～42℃，过冷或过热都不利于眼部健康。每次敷眼的时间不宜过长，一般建议为 10～15min，以避免眼部不适或症状加重。

（3）眼部有炎症、感染或过敏等情况者，不宜热敷。

（4）眼周皮肤破溃或异物入眼者不宜热敷。

（5）部分人群使用后可能会出现视物模糊、过敏等症状，此时建议立即停止使用并及时就医。

第三节　药物熏蒸和雾化疗法

中药熏蒸是一种传统的中医治疗方法，超声雾化则是在传统的中药熏蒸技术基础上发展而来，临床上被广泛应用于缓解视疲劳及其他眼部不适症状。该法用药液煮沸后的热气蒸腾上熏眼部，利用蒸汽熏蒸的方式，药物直接作用于眼部，具有疏通经络、帮助减轻眼部炎症、消肿、改善微循环的作用。此外，药物蒸汽的温热作用还可以促进血液循环，为眼部组织提供更多的氧气和营养，从而有效缓解视疲劳和其他眼部疾病。

早在《黄帝内经》中就有“摩之浴之”之说，《理瀹骈文》曾指出“外治之理，即内治之理；外治之药，即内治之药，所异者法耳”。相比传统给药方式，中药眼部熏蒸和雾化疗法有独特优势，它能使药物均匀分布于眼表，提高局部药物浓度，增强疗效。雾化形成的微小颗粒，利于眼部吸收，且温和舒适，减少对眼的刺激，尤其适合儿童与老人等耐受性差的人群。实践证明，中药熏蒸疗法作用直接，疗效确切，适应证广，无毒副作用。

一、操作方法

临床上可根据不同病情选择适当的药物煎成药汁，或将药汁倒入台式的熨目熏蒸器使用；或用开洞的盖板覆盖在药锅或盛药的器皿口上，将患眼置于洞口熏之；或将毛巾对折成 6～8cm 宽的长条状，充分浸泡药汁后拧干，以不滴水为宜，距离眼部 5～8cm，以热雾熏蒸眼部。如属胞睑疾患，闭目即可；如属眼珠上的疾患，则要频频瞬目，使药力达于病所。每次熏蒸时间一般为 15～20min，每日 1～2 次。注意熏眼煎剂蒸气温度不宜过高，以免烫伤，但也不宜过冷而失却治疗作用。以上操作过程中的一切器皿、毛巾等必须消毒，尤其是黑睛有陷翳者，用洗法时更需慎重。

二、药方

1. 熏蒸方法一

【药物】枸杞子、菊花、石斛、麦冬、桑叶、荆芥穗、木贼草、银花、薄荷各 10g。

【用法】上药物加水煎沸后倒入小口保温壶中，以蒸汽熏蒸双眼。每日 1～2 次，每次 15～20min。

【功效】益精养血。

【主治】视疲劳，干眼症。

2. 熏蒸方法二

【药物】当归、麦冬、知母、沙参、白菊花、枸杞子、黄芪、柴胡、升麻、白芍各 10g，甘草 6g。

【用法】上药加水煎沸后倒入小口保温壶中，以蒸汽熏蒸双眼。每日 1～2 次，每次 15～20min。

【功效】润燥明目，缓解干眼。

【主治】视疲劳，干眼症。

3. 熏蒸方法三

【药物】桑叶、菊花、密蒙花、薄荷叶各 6g。

【用法】上药共装入纱布袋中，备用。将纱布袋放入水杯，加入约 500ml 刚烧开的水，覆盖有小孔的盖板，双眼交替熏蒸，眼与小孔的距离以感觉温热舒适为宜，熏蒸至水凉为止。每袋药用 1 次，每日 2～3 次，治疗 30d。

【功效】清肝明目，疏散风热。

【主治】视疲劳，干眼症。

4. 熏蒸方法四

【药物】野菊花 6g、秦皮 6g、黄柏 6g、薄荷 6g、桑叶 6g、红花 6g。

【用法】水煎，趁热用开洞的厚纸筒盖住药罐口，将洞口对准患眼，熏蒸眼部，每日 2 次，每次 15min，1 个月为 1 个疗程。

【功效】润燥养肝明目。

【主治】干眼症（眼睑溃破者禁用）。

5. 熏蒸方法五

【药物】金银花、连翘、菊花、蝉蜕、丝瓜络、薄荷、枸杞子、荆芥、防风、蒲公英各 15g，桂枝、丁香各 30g。

【用法】上药加水 2 000ml 左右煎煮后置入熏蒸器内，用蒸汽对患者患眼进行熏蒸，每天 1 次，每次 20min，10d 为 1 个疗程。

【功效】润燥养肝明目。

【主治】干眼症。

6. 熏蒸方法六

【药物】蒲公英、浮萍各 50g，茯苓、黄芩、金银花、生附子各 30g，明矾 5g。

【用法】除明矾外的各药加清水适量，浸泡 20min，煎煮数沸后，去渣取汁，与 1 500ml 开水一起倒入盆中，将明矾溶入水中，先熏蒸擦洗眼睛，待温度适宜时泡洗双脚，每天早、晚各 1 次，每次 40min，30d 为 1 个疗程。

【功效】清热解毒，疏肝明目。

【主治】近视眼及红眼病。

7. 熏蒸方法七

【药物】熟地、当归、枸杞子各 30g，桑椹、玄参、白菊花各 20g。

【用法】将上药加清水 2 000ml，煎煮至 1 500ml，过滤出药汁，倒入盆中，先熏蒸眼睛，待温度适宜时泡洗双脚，每天早、午、晚各1次，每次40min，30d为1个疗程。

【功效】疏肝清热，明目清心。

【主治】近视眼及视力减退。

8. 熏蒸方法八

【药物】桑螵蛸、菟丝子、白菊花各20g，党参、白术、焦大曲各15g。

【用法】将上药加清水适量，煎煮30min，去渣取汁，与2 000ml开水一起倒入盆中，先熏蒸擦洗眼睛，待温度适宜时泡洗双脚，每天早、晚各1次，每次40min，40d为1个疗程。

【功效】清热解毒，疏肝明目。

【主治】近视眼及视力减退。

9. 熏蒸方法九

【药物】麻黄6g、桂枝10g、陈皮20g、芒硝100g、大黄30g、菊花30g、谷精草20g、密蒙花20g、青葙子30g、草决明20g、石决明50g、木贼15g、乳香30g、没药20g、女贞子20g、旱莲草20g。

【用法】将上药加清水适量，煎煮30min，去渣取汁。其中芒硝另包，水煮过滤后加入即可。

【功效】养血补肝，祛风清热。

【主治】近视眼。

10. 雾化方法一

【药物】麦冬、石斛、白芍、北沙参、冰片、菊花。

【用法】上方煎汤取汁，每日1剂，水煎取汁200ml，冷却并过滤后放入超声波雾化器内，将雾化器咬嘴放置在距离患者眼睛10cm处，固定雾量，双眼交替熏治30min，每只眼睛15min，每天1次。10d为1个疗程。

【功效】滋阴化浊解毒。

【主治】干眼症。

11. 雾化方法二

【药物】鬼针草30g，枸杞子15g，菊花6g。

【用法】上药加水400ml，煎煮至200ml，取滤液20ml加入超声波雾化器内喷雾，每次20min，每天1次；4周为1个疗程。

【功效】清热养阴润目。

【主治】干眼症。

三、注意事项

中药熏蒸和雾化疗法适用于多种眼部疾病，包括干眼症、睑缘炎、视疲劳等，但部分眼部疾病如急性期高眼压、青光眼等不宜使用此方法。眼部有新鲜出血或患有恶疮者，忌用本法。在进行中药熏蒸和雾化时，应遵循医生的指导，避免不良反应的发生。

中药熏蒸和雾化疗法是一种安全有效且无副作用的眼部保健方法，适合于因长时间用眼导致的视疲劳及干眼症患者。然而，在使用过程中仍需注意个体差异，并在专业医生的指导下进行。

第四节　穴位贴敷疗法

穴位贴敷疗法是中医外治疗法中的重要组成部分，依托于中医经络学，将中草药按配方组合，制成散剂、膏剂、糊剂、丸剂、生药剂等，直接贴敷于人体特定穴位，可产生穴位及经络的刺激与调节作用、药物的药效作用以及两者的叠加作用。该疗法能调节经络气血，使五脏六腑之经气聚于眼部，能够通经活络、解痉明目，被广泛应用于视疲劳的治疗中。除此之外，此法还可以预防近视和保护视力，对于长时间使用电子设备的人群，定期使用穴位贴敷可以起到预防眼部疲劳的作用。这种方法操作简单、方便易行，适合广大人群使用。

一、常用剂型的制作及使用方法

穴位敷贴较常用的剂型有散剂、膏剂、糊剂、丸剂、生药剂等。

1. 散剂

将一种或多种药物粉碎成细粉，混合均匀而成干燥粉末。散剂的特点是与体表接触面积大，易于吸收，作用快。使用时，取适量制好的药粉，用水、酒或醋调和，涂在 4～8cm^2 大小的胶布或纱布上，贴在所选的穴位上，定期换药。

2. 膏剂

穴位敷贴所用的膏剂有硬膏和软膏两种。

（1）硬膏：在常温下为固体或半固体。制作方法是将所需的药物用植物油炸枯后去渣，将所得药油继续熬至滴水成珠时加入红丹或铅粉，收成固体膏剂，摊在纸或布上即成。使用时用火微烤，使膏药微溶，摊贴在穴位上。

（2）软膏：用植物油、蜂蜡、醋或酒等作为基质，用以提取药物中的有效成分，制成流体的膏状。使用时将软膏直接摊贴在穴位上，定时换药。

3. 糊剂

糊剂是将药物研磨成细末后，用醋、水、酒、鸡蛋清等赋形黏合剂把药粉调和成糊状即成。本剂型可以增强敷贴的黏着力，并使药效缓慢释放。糊剂制作比较方便，但不能放置过久。

4. 丸剂

将药物粉碎成细末，加适当的黏糊剂制成，便于使用。本剂型体积较小，药量不大，适合于一般体穴及小儿使用。

5. 生药剂

生药剂是将新鲜的生药洗净捣烂，或切成片，直接敷贴在穴位上。这种方法在民间使用较多。

二、药方

1. 方法一

【穴位】攒竹、丝竹空、太阳、翳风、阳白、四白、肝俞、肾俞。

【药物】野菊花、秦皮、黄柏、薄荷、桑叶、红花、白芥子、檀香、草决明、石菖蒲、夏枯草、郁金、桂枝、细辛各等量。

【用法】将上述中药炮制成粉末，用新鲜生姜汁调制成糊状，根据病情选用上述穴位，用医用滴注贴敷胶布，将糊状中药以药丸形状贴敷在穴位处，贴敷时间 0.5～2h。每日 1 次，10 次为 1 个疗程。

【主治】不同程度的眼部干涩，灼热，有畏光、痒感、眼红、视疲劳或视物模糊等临床症状。

2. 方法二

【穴位】太阳穴。

【药物】生地黄 120g、天冬 60g、菊花 60g。

【用法】将上药共研为细末，以白蜂蜜调和成软膏状，备用。每次取药膏适量，贴敷于双侧太阳穴上，并以纱布覆盖，胶布固定。晚上敷药，次晨取下。每日 1 次。

【主治】能够凉血解毒，理气明目，缓解视疲劳和防治近视眼。

3. 方法三

【穴位】涌泉、阳陵泉。

【药物】生大黄、胆南星各等量。

【用法】上药研末，加醋熬膏，敷贴于穴上。

【主治】肝胆火盛引起的目赤肿痛和视疲劳。

4. 方法四

【穴位】太阳、睛明、行间。

【药物】代赭石 4g、生石膏 2g。

【用法】上药共研极细末，加水调匀，涂布穴位，干后再涂。

【主治】肝胆火盛引起的目赤肿痛和视疲劳。

5. 方法五

【穴位】涌泉。

【药物】吴茱萸、附子各等分。

【用法】上药放入烘箱烘干，待冷共研为细末，用陈醋调和成膏状，敷双足涌泉穴，外以胶布固定，每日换药 1 次。

【主治】外感风热引起的目赤肿痛和视疲劳。

三、注意事项

（1）进行穴位贴敷时室内应保持一定的温度，避免受凉。

（2）贴药前先将所选定的穴位局部洗净、消毒。

（3）将药物贴敷在穴位上后，要固定好，以免药物脱落，起不到治疗作用。

（4）在用穴位贴敷疗法时，一般一个穴位不可以连续贴药 10 次以上，以免刺激过久，损伤皮肤。

（5）敷药后如果局部皮肤出现瘙痒、发红、小水疱等，应停止使用。

（6）久病体弱者、有严重的心脏病及肝脏病者，敷药量不要太大，敷药时间不可过久。

（7）皮肤过敏者不宜使用此法。

第五节　药 枕 疗 法

药枕疗法属中医外治法范畴，是基于中医传统理论，是将具有疏通经络、调畅气血、芳香开窍、益智醒脑、强壮保健等作用的药物经过炮炙后装入枕芯，制成药枕。中医认为头部是精明之府，使用中药枕可使药物直接作用于头部，即通过呼吸道、皮肤吸收作用于人体穴位与经络，达到治病祛邪、平衡气血、调节阴阳的效果。因此，药枕是一种安全可靠的辅助睡眠工具，能够发挥药物疗效、经络调节和生物全息疗法的综合优点，达到调整脏腑、协调气血、保健养生的目的，对眼疾症状有显著改善作用。

药枕作为中医护理学中的一种传统疗法，其应用历史悠久，早在宋代就有记载。宋代养生家蒲虔贯在其著作《养生要录》中提到药枕的保健作用，主张将其用于祛风清热、安神镇静、活血通经、散寒除湿等。宋代文人陆游也对药枕情有独钟，他常用菊花作枕，并在诗中赞颂其效果。明代著名眼科学家傅仁宇在《审视瑶函》中记载了他用药枕治疗多种眼病的经验，表明药枕在眼科护理中的应用已经相当广泛。

一、药枕的制作和使用方法

1. 制作方法

用白布制成长 40cm，宽 30cm，一端开口的枕套；另用塑料布制成长 50cm，宽 35cm，一端开口的外套，配套备用。

2. 使用方法

花类以芳香浓郁者为佳，叶类以青绿气爽者为优，矿物类须光泽明亮，磁石应吸铁力强。但见香气走散，有形无气者不宜入枕。装枕时，把质地坚硬的根块、枝叶、矿物、树脂入机械粉碎，易挥发的结晶用纱布包裹，名贵之品入襄装枕。根类块质缩于下，枝叶药物填乎中，花香之品复其上，矿物、树胶放一侧。药物须摊放平坦，枕面柔软，富有弹性。最后缝合开口，外罩塑料袋，折闭袋口。

二、药方

1. 疏风清热枕

【药物】川芎 200g，菊花 200g，薄荷 10g，香白芷 100g，桑叶 100g。

【功效】疏散风热、退赤明目、止痛。

【主治】临床主要用于暴风客热、天行赤眼、针眼病及风轮疾病的外感风热期。症见白睛暴赤、热泪如汤、胞睑红肿、风轮星点翳障等。尤宜于幼儿患上述眼病，服药困难者。

2. 散寒化湿枕

【药物】川芎 200g，藿香 50g，丁香 50g，香白芷 100g。

【功效】祛风散寒、化湿温中、定痛止痒。

【主治】凡临床见症为眼眶痛、眉棱骨痛、胞睑虚浮等均可枕之。主要用于风寒外束、寒湿内停所致的外障眼病，尤宜于目痒难忍，夜不能眠的时复症（卡他性结膜炎）。

【特殊用法】枕时，其下放温水袋以助药上腾散寒而取效。

3. 妙香枕

【药物】菊花 200g，灵磁石 200g，合欢花 200g，夜交藤 100g，朱砂 10g。

【功效】安神定志、养心除烦、清头明目。

【主治】主要用于失眠多梦、心烦意乱、视物昏朦而患圆翳内障、视瞻有色、视直为曲等眼病。枕之则神有所医、心神安宁而烦热可解、夜眠安畅，且香气扑鼻，妙不可言，故名妙香枕。

4. 散瘀枕

【药物】玫瑰花 250g，当归 200g，川芎 200g，乳香 100g，没药 100g。

【功效】活血化瘀、理气解郁。

【主治】用于眼痛剧烈、胬肉红赤、头尖而厚、云雾移睛者。

5. 消痰枕

【药物】苏合香 10g，玫瑰花 250g，檀香 10g，安息香 10g，冰片 10g，磁石 200g。

【功效】消痰开窍、化湿解郁。

【主治】用于上胞下垂、视瞻有色、眼底的渗出性增殖性改变等因痰浊为病而致视疲劳者。

6. 明目枕

【药物】菊花 200g，侧柏叶 100g，磁石 100g，百合花 100g，玫瑰花 100g。

【功效】开郁散滞、清热安神、延年润荣。

【主治】应用于老年头晕目眩、双目干涩等患者。

7. 一味清热枕

【药物】决明子 120g，晚蚕沙 120g，蒲公英 120g。上药任选一种，用水冲洗干净，晒干，装进小纱布袋里，再缝进枕头当中，每晚睡枕不少于 8h。

【功效】清热解毒。

【主治】急性结膜炎。

三、注意事项

用中药制成的药枕，在使用过程中，一般没有副作用，但为了更好地发挥药枕的保健作用，在使用时，应注意下述几点：

（1）定期翻晒枕芯，定期更换药物。由于中药易吸附人体的汗气，容易发霉，特别在夏季，应经常放在通风处翻晒。但要注意切忌将药枕放在太阳光下曝晒，以免药物气味挥发过快。一般药枕枕芯，有条件者，以一个月更换一次为宜。

（2）使用药枕时间不宜太短。药枕保健不同于内服药物，作用缓慢，一般要连续使用 3～6 个月后，效果才会明显，疗效才能巩固稳定。每晚用枕时间不应少于 6h，时间太短也可影响疗效。

（3）药枕与头颈接触的隔层不宜过厚。药枕的枕芯上面不宜垫放更多的东西，以免影响药物作用的发挥。应把药枕直接放在枕巾下面，或垫放较薄的东西。

（4）因人施枕。药枕要根据辨证施治的原则选择制作。例如，对虚寒证候，或素体虚寒者，不宜长时间使用气味寒凉药物做枕。枕内物宜选用辛香平和、微凉、清轻之品，以植物花、叶、茎为好，不宜使用大辛大热、大寒及浓烈毒之物。选药时慎用动血、破血之品。需特别提醒的是，阳亢阴虚患者、孕妇及小儿禁用。对于药效强，药力猛的治疗性药枕，如疗风湿、类风湿之药枕，不可滥用于常人保健。有条件者，最好在中医养生康复医师的指导下选用。

第九章 视疲劳的针灸推拿学治疗

第一节 针刺疗法

中医认为，视疲劳的发生与脏腑功能失调、经络气血不畅等因素密切相关。针刺是中医外治法中治疗视疲劳最常用的方式，其治疗眼部疾病可疏通经络、调和阴阳、扶正祛邪，通过针刺不同穴位可以加强眼部与全身脏腑经络系统的联系，从而使气血运行通畅，调节眼周肌肉紧张，以达到润泽眼部组织，改善眼部视功能，从而治疗视疲劳。针灸不仅可以治疗视疲劳，还具有一定的预防作用。对于经常用眼的人群，定期进行针灸保健，可以增强眼睛的调节能力，预防视疲劳的发生。针灸可以改善睡眠质量、缓解精神压力，这些因素对于预防视疲劳也具有重要意义。

一、病因病机

视疲劳的病因病机为劳瞻竭视、过用目力，致肝失疏泄，气机不利，眼筋拘挛；或肝肾不足、精血亏虚，不能上荣于目，眼络因虚而瘀滞，不通则痛，从而出现头目胀痛等症。《灵枢·邪气脏腑病形篇》说："十二经脉，三百六十五络，其气血皆上于面而走空窍，其精阳气上走于目而为睛。"说明眼与十二经脉密切相关，眼目的形成，依赖于十二经脉运送精气灌注的结果。目与十二经脉均有关系，如果经脉郁结闭阻，则气血不充，诸脉不利，目窍失养，而致视久疲劳，头目胀痛。治宜舒筋活络、活血化瘀，使经脉气血通畅，目得濡养，疼痛缓解。故针刺眼周腧穴，以疏通经气，调畅人体脏腑气血功能，加快局部血液循环，改善眼肌营养状况，促进新陈代谢，解除眼肌痉挛和视力疲劳症状，调节神经功能，从而达到治疗目的。

二、经络辨证

“足太阳膀胱经，起于目内眦”“小肠手太阳之脉……其支者，抵鼻，至目内眦”“胆足少阳之脉，起于目锐眦”“心手少阴之脉……系目系”“三焦手少阳之脉……至目锐眦”“肝足厥阴之脉……连目系”，根据经络循行，心经、小肠经、三焦经、胆经、肝经循行经过目。《灵枢·经筋》云“太阳为目上冈，阳明为目下冈”，太阳指足太阳，阳明主足阳明，其病与眼目疾病相关。《素问·宣明五气》云：“久视伤血”，脾胃为气血生化之源，肝开窍于目，肝阴来源于肾精，肝精与脾胃之气血皆上注于目，若劳瞻远视、气血暗耗、肝胆之气郁而不升，就会出现视疲劳的症状。故结合脏腑经络，视疲劳与肝经、脾经、胃经、胆经、肾经、膀胱经关系密切。

三、操作与注意事项

针刺前医者积极做好患者的思想工作，选择合适的毫针，为患者安排合适的体位，进行必要的消毒，对于避免针刺异常情况的发生具有积极意义。

1. 针刺操作

（1）消毒：针刺治病要有严格的无菌观念，切实做好消毒工作，以防发生感染。针刺前的消毒范围包括针具器械、医者的双手、施术部位和治疗室等。

（2）进针：是指运用各种手法将针刺入腧穴皮下的方法。临床中将持针的手称之为“刺手”，主要用拇指、食指和中指夹持针柄，拇指指腹与食指、中指之间相对，其状如持毛笔，其主要作用是掌握针具及施行各种手法操作。辅助进针的手称之为“押手”，其主要作用是固定腧穴皮肤，使毫针能准确刺入腧穴，减轻进针时的疼痛，协助调节和控制针感。

（3）针刺的角度：是指进针时针身与所刺部位皮肤表面所形成的夹角。一般分为直刺、斜刺和平刺三种角度。直刺即针身与皮肤表面呈 90°垂直刺入。此法适用于人体大部分腧穴，尤其是肌肉较丰厚部位的腧穴，如四肢、腹部、腰部的腧穴。斜刺即针身与皮肤表面呈 45°左右刺入。此法适用于肌肉浅薄处或内有重要脏器，或不宜直刺、深刺的腧穴，或为避开血管及瘢痕部位，如胸、背部的腧穴。平刺又称横刺、沿皮刺，即针身与皮肤表面呈 15°左右或沿皮以更小的角度刺入。此法适用于皮薄肉少部位的腧穴，如头部的腧穴等。

（4）针刺方向：即进针时针尖对准的方向，其一般依经脉循行的方向、腧穴所在的部位特点和治疗所要求达到的组织而定。依经脉循行方向是根据针刺补泻的需要，达到

“迎随补泻”的目的。依腧穴部位是根据针刺腧穴所在部位的特点保证针刺安全，某些腧穴必须朝向某一特定的方向或部位，如睛明穴不可向眼球方向针刺。

2. 针刺注意事项

（1）进针注意事项：过度饥饿、疲劳、体质虚弱者不宜针灸；局部有红肿疼痛、瘙痒、疱疹者不宜针灸；凝血功能障碍者不宜针刺；面部眼周穴位针灸时不宜进针过深，以免损伤眼球；注意避开面部或躯体其他部位重大浅表动静脉，胸背部穴位针刺注意避免损伤肺脏；若患者出现面色苍白，呼吸心跳明显加快，当考虑晕针，应立即取针并使患者处于头低脚高位。

（2）取针注意事项：注意动作要轻柔，取针后立即按压针孔防止出血，一般按压1min以上；对于针后的局部血肿，当立即用棉球按压5min以上，防止皮下血肿形成；注意针具应该妥善放置于专用的利器盒。

四、辨证治疗

视疲劳选取面部针刺可以缓解肌肉疲劳，同时结合患者兼证加用穴位治疗，以调理脏腑气血。

1. 气血亏虚

辨证要点：久视后视物模糊、眼胀、头晕，眼部检查可有近视、远视等，兼见心悸，神疲，舌淡苔白，脉沉细。

加用穴位：配足三里、三阴交、血海。

2. 肝肾不足

辨证要点：久视后眼昏花，眼睛干涩，眼部检查可见近视、远视、老视等，兼见头晕目眩，耳鸣，腰膝酸软，舌淡，苔少，脉细。

加用穴位：配肝俞、肾俞、太溪。

3. 阴虚火旺

辨证要点：久视后出现视物模糊，眼球胀痛，眉棱骨痛，眼睛干涩，眼部检查可见近视、远视、老视等，兼见五心烦热，颧红盗汗，舌红苔少，脉细数。

加用穴位：配三阴交、太冲、太溪。

4. 心肝火旺

辨证要点：视后出现心烦易怒，焦虑不安，失眠多梦，口苦咽干，小便短赤，大便干结。舌红，苔薄，脉数。

加用穴位：配大陵、太冲、神门。

阴虚火旺或心肝火旺，若兼见目眦血络鲜红、目赤肿痛者，可选用耳尖放血治疗，泻火明目效果显著；或可选穴大椎、瞳子髎、丝竹空，维生素 B_1 注射液 100mg 注射。

五、临床运用

（1）针刺主要以足太阳膀胱经、足少阴肾经、足少阳胆经、足厥阴肝经、手少阴心经穴位为主，选用攒竹、肝俞、肾俞、膏肓俞、心俞、照海、神门、风池、阳白、行间、太阳穴、丝竹空、瞳子髎等，每次用 4～6 穴，每日 1 次，10d 为 1 个疗程，可行 2～3 个疗程。

（2）周丽治疗视疲劳综合征采用针刺开窍法。该方法治疗时取太冲、光明、太阳、睛明、太溪、合谷等穴位进行针刺，每日 1 次，1 个疗程为 10d。

（3）黄钡明也采用针刺治疗视疲劳综合征，所取穴位为上星、睛明、攒竹、太阳、曲池、养老、太冲，也同样每日 1 次，10d 为 1 个疗程。

六、其他疗法

1. 过眼热针法

以风池穴为主，施温通针法，使热感传导至眼区，称为“过眼热”针法，由我国著名针灸学家郑魁山先生发明，用以治疗各种眼疾常获良效。风池穴处针感较明显，但临床若不掌握针刺要领，无针感传导，则影响疗效。古人云“气至而有效”，所以促使针感沿经络传至病所是提高疗效的重要手段。风池穴为少阳经与阳维脉、阳跷脉的交会穴，针刺得当可使针感循少阳经、阳维脉、阳跷脉的走向而达眼、耳、额颞部，这也是风池穴可治疗五官疾病的原理。

操作方法：患者正坐，自然体位，督脉风府旁斜方肌外侧，枕骨下凹陷中取穴。选用 1 寸毫针，双手配合针尖朝向对侧目内眦进针 0.5～0.8 寸，进针后，刺手仔细体会针下气至感觉，得气后再行温通针法，使眼部产生温热舒适感，守气 1～3min，守气后出针，按压针孔。常用配穴：攒竹、太阳、内关、光明、太冲透涌泉等。

2. 皮内针（揿针）疗法

（1）作用：揿针以“浅刺”论为刺法理论基础，奠基于《黄帝内经》的“浅刺”“浮刺”学说，通过调节卫气，激发机体卫外功能，达到治病的目的。其具有疼痛轻微、刺激持久等优势，可用于不同年龄段的人群，包括儿童、老年人和体质虚弱者。

（2）材料：揿针若干，镊子 1 个，75% 乙醇 1 瓶，一次性棉签若干。

（3）操作步骤：①操作前准备。检查操作物品，揿针若干，镊子 1 个，75% 乙醇 1

瓶，一次性棉签若干，治疗车 1 个。②核对患者姓名、年龄、部位，做好解释，请患者签《知情同意书》。③协助患者取舒适的体位，暴露针刺部位，先用拇指按压穴位，询问患者感觉。④消毒：施术前需要针刺的穴位皮肤以 75% 乙醇棉签擦拭消毒。⑤核对患者穴位后，按刺入腧穴的深浅和患者的胖瘦选择合适的揿针，检查针身是否松动，针尖是否带钩。⑥贴埋时注意避开浅处血管，尽量不要刺到血管，贴埋的深度以能看到针体在皮下，但不引起皮肤凹陷为宜，以患者无痛和不影响活动为原则。⑦一手固定腧穴部皮肤，另一手持镊子夹持针尾直刺入腧穴皮内。⑧贴埋后可适当按压。⑨治疗后告知患者注意事项及下次治疗时间。

（4）技术要领：① 1d 内不能沾水（或结合穴位愈合情况），防止感染。② 1d 后自行揭掉，忌自行贴过长时间。③如有红肿、瘙痒、过敏者请立即揭掉。④若发生感染、皮炎等情况，请及时告知医生。⑤如遇晕针者，应拔出已刺入的揿针并让其平卧恢复；晕针严重者应平卧送急诊治疗。

（5）禁忌证：皮肤红肿部位、皮肤化脓感染处；紫癜和瘢痕部；金属过敏者；皮损在肛门周围、会阴部；皮损呈糜烂、渗出状态；具有严重精神、免疫、血液、心脑、肝肾等重大疾病；妊娠、哺乳期妇女以及孕妇下腹、腰骶部禁用。

（6）临床运用：四条阳经（足阳明、足太阳、手阳明、手少阳）均直接与眼密切相关，刘梦雨运用双侧取穴，近端取穴（攒竹、丝竹空、四白）与远端取穴（合谷）相结合，运用揿针治疗，结合玻璃酸钠滴眼液滴入下睑结膜囊内，每次 1～2 滴，每天 3 次，连续用 14d，14d 为 1 个疗程，治疗 1 个疗程。

张视强等采用揿针交替埋针于攒竹穴和太阳穴，每穴贴埋 24h，连续治疗 10d。李佳明等于攒竹穴、阳白穴、太阳穴 3 处埋针，留置 2d，间隔 1d，共治疗 10d。郭菊兰等于双侧攒竹穴、丝竹空穴、太阳穴上埋针，留置 3d，每天按压 3～5 次，每次 3～5min，歇针间隔 1d，治疗 1 个月。

第二节　推 拿 治 疗

推拿疗法作为中医药传统疗法，通过按、揉、推、拿、捏等操作，作用于人体的特定穴位或部位，以达到疏通经络、调节脏腑功能、缓解疼痛及促进新陈代谢等功效。推拿疗法在视疲劳的防治中发挥重要作用，通过刺激与眼部相关的穴位和经络，改善眼部血液循环、缓解眼部肌肉疲劳，从而起到减缓近视进展或缓解视疲劳的作用。特别是对于视疲劳，推拿是一种无创、简单、有效的辅助疗法。

一、基础推拿手法

1. 摩法

用手指或手掌在体表做环形移动，称为摩法，分为指摩法和掌摩法两种。

【操作】

指摩法是术者指掌面自然伸直，食指、中指、环指和小指并拢，腕关节略屈，以食指、中指、环指和小指指面平覆于治疗部位，动作灵活、连贯。以肘或肩关节为支点，腕关节放松，前臂或上臂发力做环旋运动，通过腕、掌部带动指腹或手掌在治疗部位做环形移动，指掌向下取自然压力，频率 60～180 次 /min。摩法的压力、速度宜均匀，一般认为顺时针方向摩动为泻，逆时针方向摩动为补，可以根据病情的虚实来决定手法的摩动方向，见图 9–1。

【功效】

摩法具有和中理气、活血散结等作用。

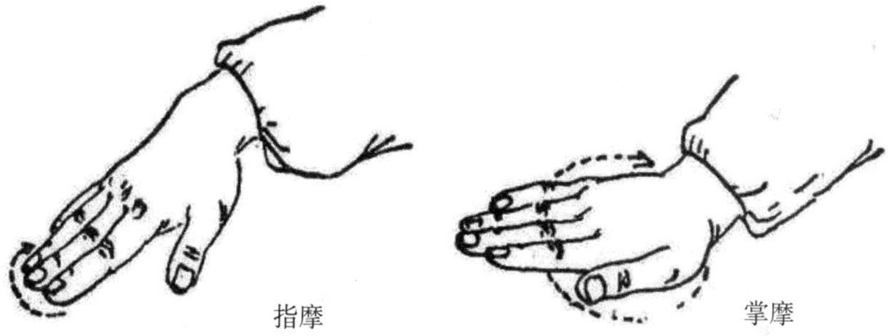

图 9–1　摩法操作示意图

2. 推法

以手指、掌或拳、肘等部位贴实于施术部位上，做单方向直线移动的方法，称为推法，又称平推法。根据施术部位不同，主要分为拇指推法、掌推法。

【操作】

拇指推法是术者以拇指指腹紧贴于治疗部位，其余四指置于对侧或相应的位置以固定助力，其中腕关节略屈并偏向尺侧。掌推法是术者腕关节略背屈，以掌根部紧贴施术部位用力的方法。操作时以肩关节为支点，手臂发力，通过前臂、腕关节，使指、掌等部位向前做单方向直线推进，速度缓慢而均匀，向下的压力根据需要可轻可重，身体随推进、收回而轻微起伏。双手从一个中心位置往两侧推称分推，如分推前额、分推肩胛骨；双手从两侧往一个中心位置推称合推，见图 9–2。

【功效】

面部推法有助于改善循环，有利于改善视疲劳。

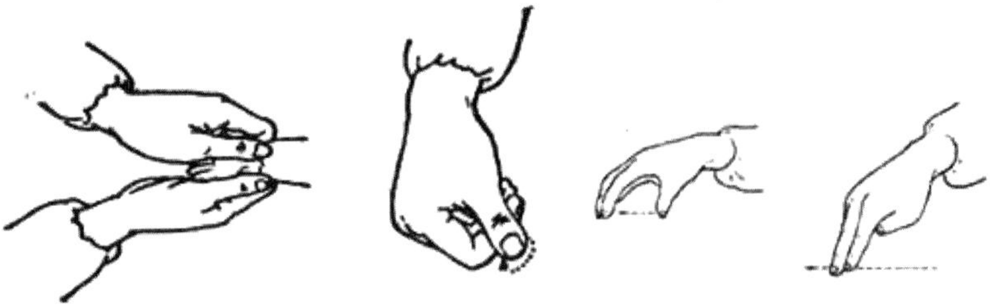

图 9–2　分推（左）、旋推（中）、直推（右）操作示意图

3. 擦法

用手指或手掌贴附于治疗部位，做快速的直线往返运动，使之摩擦生热的手法，称为擦法，可分为指擦法，掌擦法和大、小鱼际擦法。

【操作】

术者指掌部伸直，腕关节平伸，以手指指面贴附于治疗部位称为指擦法。指擦法以肘关节为支点，前臂发力，通过腕、掌部使指面进行均匀的前后往返移动。掌擦法和大、小鱼际擦法分别是术者以手掌面或大、小鱼际贴附于施术部位，腕关节伸直，以肩关节为支点，上臂主动运动，通过肘关节、前臂和腕关节使手掌面或大、小鱼际做往返方向的连续移动。治疗中注意向下取自然压力，操作频率一般为 100 ～ 180 次 /min，见图 9–3。

【功效】

擦法温经散寒作用效果显著，运用适度力量擦揉眼部，可有助于改善眼部循环，起到止痛、缓解疲劳等作用。

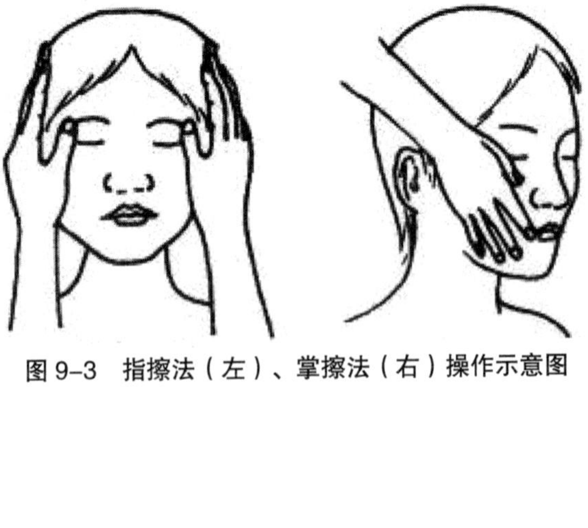

图 9–3　指擦法（左）、掌擦法（右）操作示意图

4. 抹法

用拇指罗纹面或手掌面在施术部位做上下、左右直线或弧形曲线往返移动的手法，称为抹法，可分为指抹法和掌抹法两种。

【操作】

指抹法术者以腕关节为支点，拇指的掌指关节主动运动，拇指罗纹面在施术部位做上下、左右直线或弧形曲线往返的移动。指抹法亦可以食指、中指和环指罗纹面于额颞部操作。即受术者取仰卧位，术者置方凳坐于其头端。以两手食指、中指和环指罗纹面分置于前额部近正中线两侧，以腕关节为支点，掌指部主动施力，自前额部向两侧分抹，经太阳至耳上角，如此反复操作，见图 9–4。

【功效】

抹法多用于头面部，具有醒脑开窍、明目安神的作用。

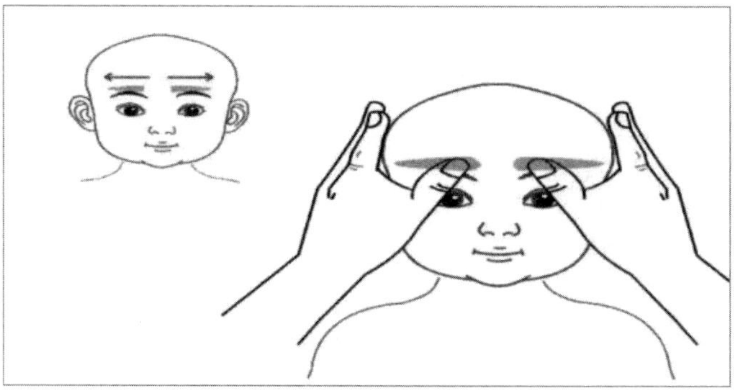

图 9–4　抹法操作示意图

5. 按法

以拇指或中指的指端或罗纹面或掌面部着力，在穴位上逐渐向下用力，称为按法，根据着力部位不同分为指按法和掌按法。

【操作】

操作时，按压的方向要垂直于肌肤向下用力。按压的力量要由轻到重，力量逐渐增加，平稳而持续。按压时着力部分要紧贴患儿体表，不能移动，操作中，逐渐加力，切忌快速用力，以免刺激过大而出现疼痛，见图 9–5。

【功效】

按法具有疏通经络、活血化瘀、散寒止痛的作用，适用于全身各部穴位，临床上常与揉法结合使用，称按揉法。

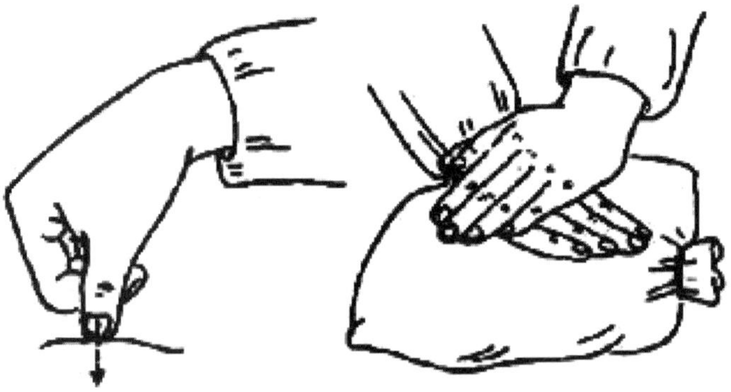

图 9-5 拇指按法（左）、掌按法（右）操作示意图

二、推拿手法的选择

（一）同源点推拿治疗

同源点是指因疾病发生而在人体经络系统特定部位上产生的异常反应点，将疾病相关经络背俞穴同节段的夹脊穴定义为中枢同源点，经络循行上同源点称为外周同源点，两者合用以达顾护元气，舒经通络之效。同源点按摩治疗视疲劳的具体操作如下：

（1）患者取俯卧位，术者双手拇指罗纹面自患者大椎穴由上而下点按督脉循行至尾骨端，反复操作 2 ～ 3min。

（2）患者取俯卧位，术者双手拇指罗纹面自第七颈椎棘突旁开 0.5 寸由上而下点按夹脊穴，尤其肝、胆夹脊部位，反复操作 2 ～ 3min。

（3）术者拇指点按患者下肢委中、光明、复溜、太溪、昆仑 2 ～ 3min。

（4）患者取仰卧位，术者沿患者目内眦睛明、攒竹、鱼腰、丝竹空、太阳进行逆时针按揉，边点按边推移，重复操作 3 次。

（5）患者取仰卧位，术者沿目内眦向下顺时针按揉下眼眶承泣、四白，直至推移至目外眦，重复操作 3 次。

（6）患者取仰卧位，术者自患者印堂由下至上进行双手拇指偏侧交替直推至神庭，操作 1 ～ 2min。

（7）患者取仰卧位，术者自患者前额头至后枕部沿经络循行进行梳五经，操作 1 ～ 2min。

（8）患者取端坐位，术者按揉患者后枕部风池穴 1 ～ 2 次，或拿风池 1 ～ 2 次。

（9）患者取端坐位，术者拿患者肩井穴 1 ～ 2 次。

（10）患者取端坐位，术者沿患者后背部督脉循行自上而下拍法操作 2 ～ 3 次，末端命门处拍打 3 次，手法结束。

（二）常规推拿手法

1. 穴位选择

以眼眶周围穴位为主，包括印堂、攒竹、鱼腰、太阳、睛明、承泣、球后、瞳子髎、四白等。

【操作】

对每个穴位进行定位，将大拇指指腹置于穴位上，依次从里向外、从眼眶周围再到远端、左眼顺时针、右眼逆时针的顺序进行逐个穴位的按摩。眼眶周围的穴位主要采取按和压的方式，瞳子髎和睛明穴可使用勾的方式按摩以达到按摩力度，太阳穴按摩可顺、逆时针交替进行，揉动旋压。按摩时力度均匀，每个穴位按摩 3 ～ 5min。

2. 头面部手法推拿

取少许润滑剂作为介质，行开天门、推坎宫、揉太阳、运耳后高骨等手法。

【操作】

（1）开天门：术者以双手拇指指腹交替从两眉中点推至前发际正中，以 100 次 /min 的频率操作 36 次。

（2）推坎宫：术者以双手拇指指腹同时从眉心向两侧眉梢分推，以 100 次 /min 的频率操作 36 次。

（3）揉太阳：术者以双手中指指腹逆时针同时环旋揉双侧太阳穴，以 60 次 /min 的频率操作 36 次。

（4）运耳后高骨：术者以双手拇指运推耳后高骨，以 60 次 /min 的频率操作 36 次。

（5）再按揉睛明、四白：术者以中指指腹垂直于睛明、四白穴，按压至小儿最大耐受度，按而留之，放松，每穴各点按 60 次，频率为每穴 40 ～ 50 次 /min ；以中指指腹小幅度揉睛明、四白两穴，频率为每穴 90 次 /min。操作 2 min，以局部有酸胀感为宜。

3. 手部穴位刺激

选取手上少泽、商阳、劳宫穴。

【操作】

治疗部位常规消毒后，按操作常规，揉压少泽，掐压商阳，按压劳宫穴。或用牙签或发夹的末端点压少泽、商阳、劳宫穴等处，做 7 ～ 10 次的强烈刺激。每日按摩 2 次，中病即止。

（三）全身推拿手法

视疲劳是一种常见的眼部问题，结合全身按摩，可以有效放松身心，缓解疲劳，方法如下。

【操作】

首先，揉按局部太阳穴、睛明穴、四白穴，提捏印堂穴，可缓解眼部疲劳，减轻头痛。再按摩头皮，用双手手指从前额发际开始，沿头部正中向头后部梳理，然后再从两侧向头顶中央按摩。反复进行 10 ～ 15 次。可以适当增加力度，刺激头皮血液循环。拿捏颈部肌肉，用一手拇指和其余四指相对，用力拿捏颈部肌肉，从风池穴开始，向下拿捏至大椎穴两侧并按揉风池穴、肩井穴。拍打背部、按揉膀胱经、拿捏小腿肌肉，缓解肌肉疲劳，改善血液循环。对于脾虚相关的视疲劳，则可以按揉足三里、天枢穴，或摩腹以健脾助运升清。

（四）“四明穴”推拿疗法

“四明穴”是指上明、睛明、翳明和光明四穴，上明位于额部，眉弓中点，眶上缘下，具有明目利窍的作用；睛明位于面部，目内眦角稍上方凹陷处，具有清热明目的功效；翳明为经外奇穴，位于耳后，翳风穴后 1 寸，可聪耳明目，能治疗耳朵及眼睛的相关疾病；光明则位于足少阳胆经上，是胆经的络穴，可以治疗各种难治性的眼病。操作过程以拇指或中指的指端或罗纹，在穴位上逐渐向下用力，按压的方向要垂直于肌肤向下用力。按压的力量要由轻到重，力量逐渐增加，平稳而持续。

（五）海派儿科推拿治疗

1. 选择穴位

主要腧穴：开四关，睛明、攒竹、鱼腰、丝竹空、瞳子髎、承泣、四白；脾经，风池、合谷、血海、三阴交、足三里，摩腹；脊，大椎、肝俞、胃俞、肾俞。

2. 具体操作

（1）头面部位：患者采取仰卧位，紧闭双眼，医生双手常规消毒后，将推拿介质均匀涂抹在患者眼周部位，运太阳、开天门、推坎宫、揉耳后高骨处各 24 次，拇指按揉睛明、上明、印堂、鱼腰、攒竹、丝竹空、阳白、承泣、球后、颧髎、四白各 24 次，并且刮上下眼眶 36 次，一指禅偏锋沿“∞”方向推眼眶周围组织 2min，之后医生将双手对搓，直到掌心达到微热状态，迅速将掌心放置在患者双目上直到温度降低，以上操作连续 5 次。

（2）胸腹、四肢部位：患者选取仰卧位，医生选择患者左手进行顺时针补脾经 200

次，点压、按揉风池、足三里、血海、合谷、三阴交等穴位各200次，以患者感酸胀程度为准，之后需要顺时针按摩胸腹5min。

（3）背腰部位：取俯卧位，医生在患者背部两侧膀胱经推拿约2min，捏背脊5次，并且按揉肝俞、肾俞、胃俞、脾俞等穴位各100次，直擦背部督脉1min，以出现透热为准。

三、推拿禁忌证

推拿按摩虽然有比较广泛的适应范围，但也有不适合按摩或按摩有一定危险的情况，也就是禁忌证。在进行按摩施术前，一定先判断受术者是否患有禁忌证，如有禁忌证，则一律禁止推拿按摩。

（1）有皮肤病及皮肤破损处，包括湿疹、癣、疱疹、脓肿、蜂窝组织炎、溃疡性皮肤病、烫伤、烧伤等。

（2）有感染性疾病者，如骨髓炎、骨结核、化脓性关节炎、丹毒等。

（3）内、外科危重患者，如严重心脏病、肝病、肺病患者，急性十二指肠溃疡急腹症患者及有各种恶性肿瘤患者。

（4）有开放性损伤者，接受过血管、神经的吻合术者。

（5）有血液病及出血倾向者，如恶性贫血、紫癜病、体内有金属放置物等按摩后易引起出血者。

（6）体质虚弱甚至经不起轻微手法作用者，如久病、年老体弱的人。妇女妊娠期及月经期均不宜做腹部按摩。

（7）极度疲劳、醉酒后意识不清、饥饿及饭后半小时以内的人。

（8）诊断不明的急性脊柱损伤或伴有脊髓症者。

第三节　耳穴治疗

耳穴疗法是中医传统外治疗法之一，其诊治疾病在祖国医学史上很早就有记载，如《灵枢·邪气脏腑病形》中记载“肝气通于目，耳穴中的肝穴能疏肝明目。”且耳与脏腑、经络关系密切，早在多年前的医学帛书《阴阳十一脉灸经》就有“耳脉”的记录，《黄帝内经》对耳的经脉、经别、经筋的关系做了详细的描述。《灵枢·邪气脏腑病形》曰：“十二经脉，三百六十五络，其血气皆上于面而走空窍，其精阳气上走于目而为精，其别气走于耳而为听。”为耳穴的理论奠定了基础，进一步说明耳与经络、脏腑的紧密关联。

当人体组织或器官发生病变时，耳郭上相应部位的耳穴就会出现各种阳性反应，如变色、变形、丘疹、脱屑、血管充盈等，适当刺激这些阳性反应点，可以一定程度上影响疾病的病理过程，促进其逆转或消除。根据视疲劳的病因病机，结合耳穴贴压的机制及操作的简便性、安全性从而消除或缓解视疲劳症状，改善患者的生活质量，提高工作效率。

一、耳郭的表面解剖

耳郭的表面结构可分为耳郭正面和耳郭背面。前面的结构包括耳轮、耳轮脚、耳轮结节、对耳轮、对耳轮脚、三角窝、耳舟、耳屏、对耳屏、耳甲、耳垂等。这些结构在耳郭的形态上形成了特定的凹陷和隆起，如三角窝和耳甲腔等。耳郭的背面结构包括耳舟后隆起、对耳轮后沟、耳垂背面、耳轮尾背面、三角窝后隆起、耳甲艇后隆起、耳后上沟、耳甲腔后隆起、耳轮脚后沟等。这些结构在解剖学上帮助理解耳郭的整体形态和功能，见图 9–6。

（1）耳轮：位于耳郭的外缘，向前卷曲的部分，是耳郭的游离缘。

（2）耳轮结节：位于耳轮外上方的小结节状突起，也称为达尔文结节。

（3）对耳轮：与耳轮相对呈“Y”字形的隆起部。

（4）对耳轮脚：对耳轮向前和向上的分支部分。

（5）三角窝：对耳轮脚与相应耳轮之间的三角形凹陷。

（6）耳舟：耳轮与对耳轮之间的凹陷。

（7）耳甲：部分耳轮和对耳轮、对耳屏、耳屏及外耳门之间的凹陷，由耳甲艇和耳甲腔两部分组成。

（8）耳垂：耳郭最下部无软骨的部分，形状较圆润。

（9）耳轮脚：耳轮深入耳甲的部分。

（10）耳屏：位于耳郭前方呈瓣状的隆起，为外耳道口的屏障。

（11）对耳屏：耳屏上方、与耳屏相对的瓣状隆起。

（12）耳屏间切迹：耳屏和对耳屏之间的凹陷处。

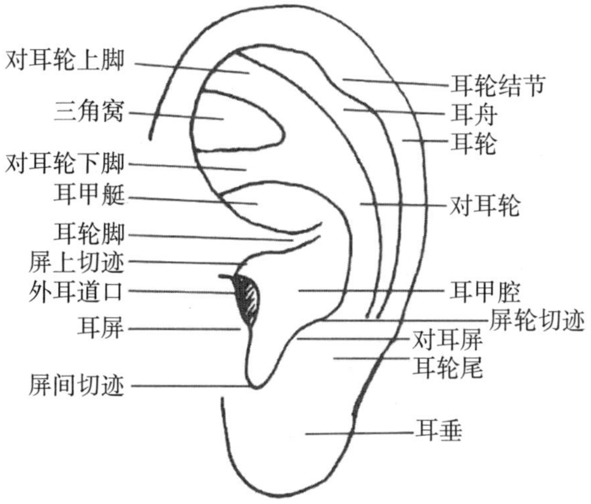

图 9-6　耳郭表面解剖示意图

二、耳穴的分布

1. 耳穴与人体的对应关系

耳穴在耳郭上的分布犹如一个倒置在子宫内的胎儿，头部朝下，臀部及下肢朝上，胸部及躯干在中间。内脏器官在耳郭代表区的形态则与器官自身的形态颇为相似，往往呈“投影”的对应关系，见图 9-7。耳前控制人体的前面、五脏六腑、组织器官和五官七窍，耳背控制人体的背面、神经系统、肌肉骨骼等运动系统，且左右耳存在对称性，即左耳控制人体的左半身组织器官，右耳控制人体的右半身组织器官，见图 9-8。

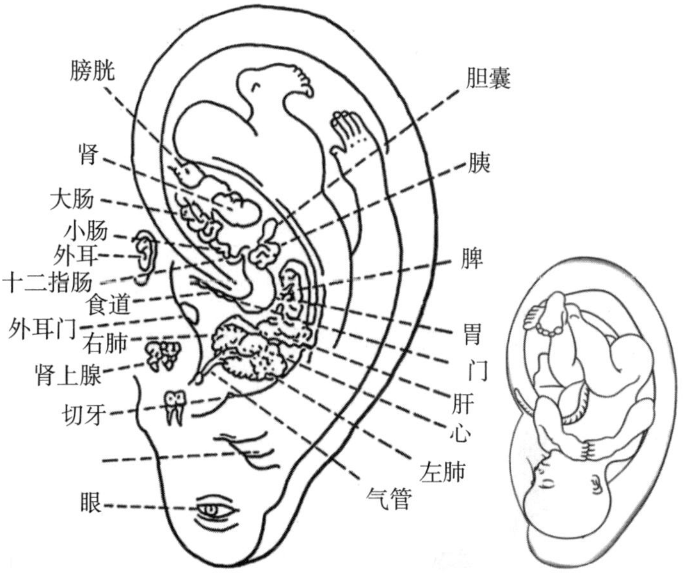

图 9-7　耳穴分布示意图

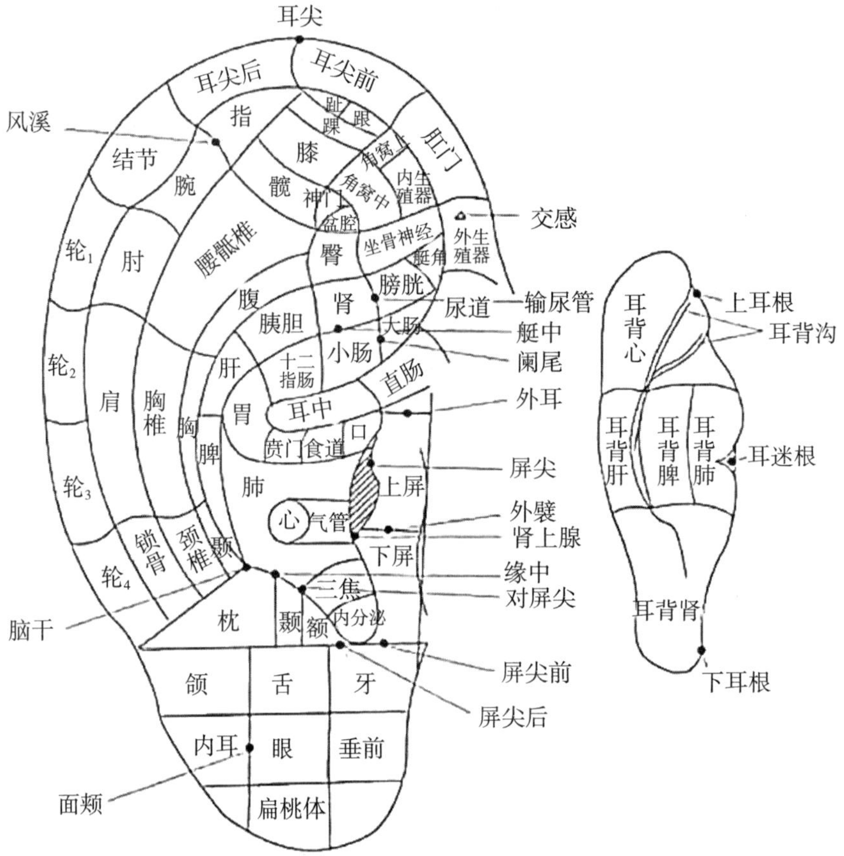

图 9-8　耳穴定位示意图

2. 耳穴的分布规律

与面颊相应的耳穴在耳垂，与上肢对应的耳穴在耳舟，与躯干和下肢相应的穴位在对耳轮的体部和对耳轮的上下脚，与内脏相应的穴位集中在耳甲，其中与消化道相应的耳穴弧形排列在耳轮脚周围。

三、操作方法

（一）耳穴压丸法治疗视疲劳

耳穴压丸疗法，源于中医经络学说，是一种用特定的压丸贴敷在耳部相应的穴位，并适时对其按压刺激，以达到治病、防病及保健的一种治疗方法。因其具有临床疗效确切、操作简便易行、预防保健作用独特、无创安全等优点，深受广大群众欢迎，被广泛应用于各类疾病中，尤其适合老人、儿童、配合不佳和需要长期干预的患者。

《黄帝内经》记载："耳者，宗脉之所聚也。"说明耳是全身脏腑经络的汇聚之所，与五脏六腑的生理病理密切相关，通过在耳部穴位上贴压王不留行籽、磁珠等方式，刺激耳部穴位，可以起到调节经络及脏腑气血的作用。现代科学认为，耳郭皮下分布着丰富的神经、血管和淋巴管，耳穴的不同区域分别对应着不同的脏腑，耳穴刺激可以通过神经传导、体液调节等方式实现对全身脏器的功能调节。就视疲劳而言，耳穴压丸疗法可以放松眼肌，缓解视疲劳相关症状。

中医认为，眼部问题多责之于肝、心、脾，所谓“肝开窍于目”“心神大虚，故光华不能及远也，故近视也”“夫五脏六腑之精气，皆禀受于脾土之运化而上贯于目”，同时，肾藏先天之精，目能视物依赖于精气充足。耳为人体微缩反射区，耳朵上的眼部反射区与眼睛的解剖位置相对应，且眼与耳同属足少阳胆经，通过耳穴压丸等方式刺激耳穴，可以影响眼部血液循环、神经传导等，从而改善眼部功能。

因此，在应用耳穴压丸防治视疲劳时，常用肝耳穴、脾耳穴、心耳穴、肾耳穴，加之治疗视疲劳的特效穴：眼耳穴、目 1、目 2、神门穴，根据辨证选择 6 ～ 8 个穴位。具体需根据中医不同证型加减使用穴位。

（二）辨证分型

1. 肝肾亏虚

辨证要点：视物模糊、久视更甚，眼睛干涩、酸痛，头晕耳鸣，腰膝酸软，失眠多梦，舌淡苔薄，脉细弱。

主穴：肝穴、肾穴、目 1 穴、目 2 穴、眼穴。

配穴：心穴、内分泌穴、神门穴。

方义：肝主疏泄，肝肾同源，肝肾亏虚时，肝穴能调和肝气，肾穴能滋补肾精，改善眼部气血循环，缓解视疲劳。心穴、内分泌穴、神门穴能改善全身气血状态，安神除烦，有助于缓解视疲劳引起的头晕、耳鸣等症状。

操作：将王不留行籽或磁珠贴于选定的耳穴上，用食指和拇指捻压至酸沉麻木或疼痛为得气。每日自行按压 3 次，每次每穴 1 ～ 2min。

2. 心血不足

辨证要点：视近清晰，视远模糊，或伴心烦失眠健忘，神倦乏力。舌淡，苔白，脉弱。

主穴：心穴、肾穴、神门穴、眼穴、目 1 穴、目 2 穴。

配穴：脾穴、肝穴、皮质下穴。

方义：心穴和神门穴能够直接作用于心脏，促进心血循环，为眼部提供充足的血液滋养，从而改善视力疲劳的症状。同时，肝、脾等穴位的配合使用，可以进一步调理眼部气血，增强眼部营养供给，缓解视疲劳。

操作：将王不留行籽或磁珠贴于选定的耳穴上，用食指和拇指捻压至酸沉麻木或疼痛为得气。每日自行按压3次，每次每穴1～2min。

3. 脾气虚弱

辨证要点：视物模糊或昏花，尤其是在视近时清晰而视远时模糊，视疲劳，喜垂闭。或病后体虚，食欲不振，四肢乏力。舌淡红，苔薄白，脉弱。

主穴：脾穴、胃穴、目1穴、目2穴、眼穴。

配穴：肝穴、肾穴、神门穴、皮质下穴。

方义：通过刺激脾穴和胃穴，可以增强脾胃的运化功能，从而改善气血生化，达到益气健脾的效果。肝肾同源，刺激肝穴和肾穴，可以促进血液生成和精液的生成，从而改善视力。

操作：将王不留行籽或磁珠贴于选定的耳穴上，用食指和拇指捻压至酸沉麻木或疼痛为得气。每日自行按压3次，每次每穴1～2min。

4. 肝郁气滞

辨证要点：远视力下降，视疲劳，视物变形，眼底检查可见黄斑部萎缩斑或出血，面色不华。舌淡，苔薄白，脉沉细。

主穴：肝穴、目1穴、目2穴、肾穴。

配穴：心穴、内分泌穴、神门穴、脾穴。

方义：肝藏血，肾藏精，精血同源，因此肝肾穴的选取有助于调理眼部气血流注，心、内分泌穴有助于调节全身的内分泌功能，提高机体兴奋性，从而改善视疲劳的症状。

操作：将王不留行籽或磁珠贴于选定的耳穴上，用食指和拇指捻压至酸沉麻木或疼痛为得气。每日自行按压3次，每次每穴1～2min。

（三）按压手法

耳穴压丸操作建议到医院由专业医师进行，材料常选择王不留行籽或磁珠，贴后嘱患者每天早、中、睡前自行按压3次，力度适中，有酸、麻、痛、热的感觉为宜。常用按压手法如下。

（1）对压法：用食指和拇指的指腹置于患者耳郭的正面和背面，相对按压，至出现热、麻、胀、痛等感觉，食指和拇指可边压边左右移动，或做圆形移动，一旦找到敏感点，则持续对压20～30s。对内脏痉挛性疼痛、躯体疼痛有较好的镇痛作用。

（2）直压法：用指尖垂直按压耳穴，至产生胀痛感，持续按压 20 ～ 30s，间隔少许，重复按压，每次按压 3 ～ 5min。

（3）点压法：用指尖一压一松地按压耳穴，每次间隔 0.5s。本法以感到胀而略沉重刺痛为宜，用力不宜过重。一般每次每穴可按压 27 下，具体可视病情而定。

（四）注意事项

（1）耳郭局部有炎症、湿疹、溃疡等，不宜贴压。

（2）胶布不能潮湿，不能污染，尽量避水，如因出汗等导致压丸掉落，应及时更换耳穴压丸。

（3）儿童皮肤娇嫩，按压力度应适中，不宜过重。

（4）如出现胶布或介质过敏，应马上停止操作，去除过敏材料并给予抗过敏等相应治疗。

第十章
视疲劳的防护

第一节 科 学 用 眼

一、用眼适度

适度用眼建议遵循以下几个原则，以有效预防和缓解视疲劳。

（一）“20-20-20”法则

每使用眼睛 20min，停下来休息 20s，看向约 6m 远的物体。这个法则有助于缓解长时间近距离用眼引起的疲劳，适用于阅读、使用电脑或手机等需要长时间近距离用眼的活动。

（二）连续用眼时间控制

对于儿童和青少年，连续用眼时间不超过 30～40min，之后休息 10～15min；成年人连续用眼时间不超过 1h，之后休息 5～10min；老年人由于视力可能有所下降，建议连续用眼时间不超过 30～40min，休息 10～15min。

（三）避免长时间用眼

在午休期间闭目养神或进行眼保健操，让眼睛得到充分休息。如果工作需要长时间使用电脑，建议每 2～3h 进行一次较长的休息，至少 20min。

（四）适度眨眼

在长时间用眼时，刻意增加眨眼频率，帮助眼睛保持湿润，减少干眼症状。

（五）避免熬夜用眼

熬夜会增加眼部的负担，建议每天保证 7～8h 的充足睡眠，有助于恢复眼睛的健康。人在睡眠过程中，眼睛能够得到足够的休息和充足的营养供给。如果经常熬夜、晚睡，长期缺乏睡眠，眼睛得不到正常的休息，睫状肌就会持续处于痉挛收缩状态，容易引起眼睛结膜表面的血管充血，不仅可造成眼睛肿胀和疼痛，而且还会影响眼表泪膜的稳定性，进一步加重视疲劳以及眼睛干涩等症状。

二、姿势正确

当头部过度前倾或后仰时，颈椎的正常弯曲（即颈椎前凸曲度）可能会变得平直或反曲，导致颈椎的不适甚至疼痛，这种颈椎曲度的改变会对脊椎的整体健康造成负面影响，影响血液循环和神经传导功能。由于颈椎紧邻大脑和视觉神经，颈椎的异常曲度还可能压迫神经，进而导致视物模糊、眼部疲劳等症状，尤其是在长时间不良姿势下，眼睛和大脑无法得到足够的血液和氧气供应，这种情况可能会加重视疲劳，并引发头痛、注意力下降等问题。因此，保持正确的坐姿不仅对脊椎健康至关重要，还能有效预防和缓解视疲劳。

正确读写姿势的标准为传统的“一拳，一尺，一寸”。如图 10–1A 所示，处在坐姿状态时，胸前与桌子距离约一拳、身体可以略微前倾；眼睛距离物体的距离为 33 ～ 35cm，此时睫状肌可以保持良好的收缩范围从而降低眼部疲劳；握笔的手指与笔尖距离应在 3cm 左右，可以减轻手部疲劳，进而提升书写质量。

使用电脑时，要调节好 3 个位置，如图 10–1B 所示。调节椅背的位置，或使用靠垫，使身体与椅背贴合，进而为背部提供支撑，增加舒适度；调节座椅的高度，使腿部和臀部受力均匀，降低盆骨的压力；调节电脑屏幕的高低，使眼睛视线与之平行。

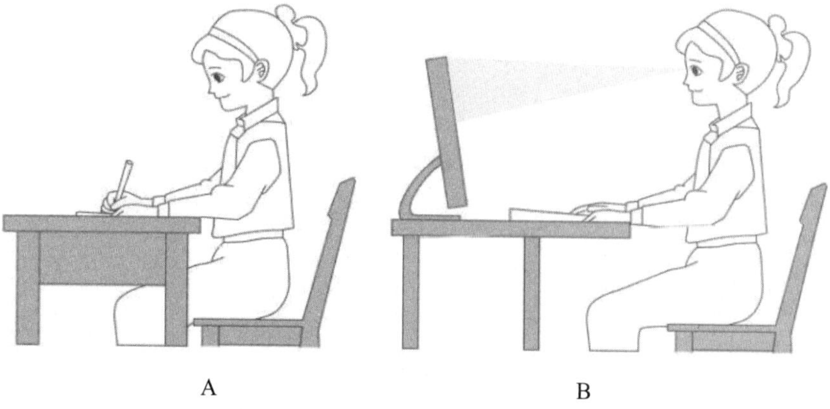

A B

图 10–1 读写和使用电脑正确坐姿

A. 正确的读写姿势；B. 使用电脑时的正确坐姿。

（引自：黄建明 . 面向 11 ～ 12 岁学龄儿童的近视预防桌椅设计研究 [D]. 上海：东华大学，2022.）

第二节 明目食物

一、一般食物

视力健康与多种营养元素密切相关，通过摄取这些富含维生素和矿物质的食物，可以帮助维持良好的视力健康，并预防视疲劳和许多与年龄相关的眼部疾病，在日常饮食中多样化摄取这些营养元素，以获得全面的眼部健康保护。以下是一些关键的营养元素及其在维护视力中的作用。

1. 维生素 A

作用：维生素 A 对于视网膜中视紫质的形成至关重要。它有助于维持正常的视力，尤其是在弱光下的视觉功能。此外，维生素 A 还可以帮助预防干眼症和夜盲症。

食物来源：胡萝卜、甘薯、南瓜、菠菜、鸡肝、牛肝、鱼肝油、蛋黄。

2. 维生素 C

作用：维生素 C 是一种强效的抗氧化剂，有助于保护眼睛中的晶状体和视网膜免受自由基的损害。它还能促进眼部血液循环，减缓与年龄相关的黄斑变性和白内障的发生。

食物来源：柑橘类水果（如橙子、柠檬）、草莓、辣椒、西兰花、番茄、菠菜。

3. 维生素 E

作用：维生素 E 是另一种重要的抗氧化剂，能防止视网膜和眼细胞膜的氧化损伤，延缓与年龄相关的眼疾（如黄斑变性）的进展。它还可以保护眼睛中的脂质免受自由基的伤害。

食物来源：坚果（如杏仁、榛子）、种子（如葵花籽）、菠菜、鳄梨、植物油（如橄榄油、葵花籽油）。

4. 锌

作用：锌在眼睛中含量较高，特别是在视网膜和脉络膜中。它有助于将维生素 A 从肝脏转移到视网膜，产生保护视力的视紫质。此外，锌还可以防止黄斑变性和夜盲症的发生。

食物来源：牡蛎、牛肉、猪肉、家禽、豆类、坚果、全谷物。

5. 叶黄素和玉米黄质

作用：叶黄素和玉米黄质是类胡萝卜素，存在于视网膜的黄斑区域，具有过滤蓝光、保护视网膜免受光氧化损伤的作用。它们可以减少黄斑变性的风险，并延缓白内障的发生。

食物来源：深绿色蔬菜（如菠菜、羽衣甘蓝）、玉米、蛋黄、橙子、红薯、南瓜。

6. 维生素 B 族

作用：维生素 B 族（特别是维生素 B_2 和维生素 B_{12}）对眼睛健康非常重要。维生素 B_2（核黄素）有助于防止白内障的形成，而维生素 B_{12} 对神经功能的维持至关重要，能够保护视神经。

食物来源：全谷物、鸡蛋、乳制品、瘦肉、绿叶蔬菜、坚果。

7. 硒

作用：硒是一种微量元素，具有抗氧化作用，有助于减缓白内障的形成并保护眼睛免受氧化应激的伤害。硒还与维生素 E 协同作用，增强其抗氧化效力。

食物来源：巴西坚果、海鲜、鸡蛋、全谷物、豆类。

8. β－胡萝卜素

作用：β–胡萝卜素是维生素 A 的前体，进入人体后可转化为维生素 A，帮助维持正常视力，尤其在暗光条件下。它也是一种抗氧化剂，能够保护眼睛免受自由基损害。

食物来源：胡萝卜、甘薯、南瓜、红椒、菠菜、哈密瓜。

9. 生物类黄酮

作用：生物类黄酮是天然的抗氧化剂，可以增强维生素 C 的作用，保护眼睛血管的健康，减少黄斑变性和白内障的发生。

食物来源：柑橘类水果、浆果、红葡萄、茶叶、洋葱、番茄。

二、药食两用

在中医理论的基础上，选用有助于养肝明目、滋补肝肾的食材组成常见的中医食疗方及茶饮，可以帮助缓解视疲劳，改善眼部健康，并注重整体调理。同时食疗方应根据个人体质和具体症状选择，避免不对症或过度滋补，也要确保选用优质的药材和食材，避免使用有农药残留的原料。

1. 决明子粥

原料：决明子 15g，大米 100g，冰糖适量。

功效：清肝明目，润肠通便，适用于视疲劳伴有便秘者。

做法：将决明子略炒后捣碎，大米淘洗干净，与决明子一起煮粥，煮至粥熟后，加入适量冰糖调味。

用法：早晚服用，每日2次。

2. 黑豆桂圆汤

原料：黑豆30g，桂圆肉15g，红枣5颗，冰糖适量。

功效：滋补肝肾，益气养血，适用于肝肾亏虚引起的视疲劳。

做法：将黑豆、桂圆肉和红枣洗净，加水适量，用文火煮1h左右，煮至豆烂时，加入冰糖调味。

用法：每日2次，早晚食用。

3. 胡萝卜枸杞粥

原料：胡萝卜1根，枸杞子15g，大米100g。

功效：养血明目，适用于视力模糊、夜盲症。

做法：胡萝卜洗净切丁，枸杞子洗净备用，大米洗净后，加水煮粥，煮至半熟时，加入胡萝卜丁和枸杞子，继续煮至粥熟。

用法：每日2次，早晚食用。

4. 桑椹芝麻糊

原料：桑椹干30g，黑芝麻30g，糯米100g，冰糖适量。

功效：滋阴补肾，益肝明目，适用于眼干涩、视力减退。

做法：将桑椹干和黑芝麻分别研磨成粉，糯米洗净后，加水煮至浓稠，加入桑椹粉和黑芝麻粉，搅拌均匀，再加入冰糖调味。

用法：每日1次，作为早餐或点心食用。

5. 核桃仁粳米粥

原料：核桃仁30g，粳米100g，白糖适量。

功效：补肝肾、益精血，适用于视疲劳伴头晕、耳鸣者。

做法：核桃仁剥壳去皮，捣碎备用，粳米洗净，加水煮粥，粥将成时，加入核桃仁，煮至粥稠，再加入适量白糖调味。

用法：每日2次，早晚食用。

6. 双花枸杞汤

原料：金银花10g，菊花10g，枸杞子15g。

功效：清热解毒，养肝明目，适用于眼睛红肿、视物不清者。

做法：将金银花、菊花、枸杞子洗净，加水适量，煎煮20min，取汁饮用。

用法：每日 1 次，温服。

7. 枸杞菊花茶

原料：枸杞子 10g，菊花 5g。

功效：清肝明目，缓解眼睛干涩、疲劳。

做法：将枸杞子和菊花放入杯中，用沸水冲泡，盖上盖子焖 10min 即可饮用。

用法：每天 1 ～ 2 次，可长期饮用。

8. 桑叶枸杞茶

原料：桑叶 5g，枸杞子 10g。

功效：疏风清热，养肝明目，适用于眼睛干涩、视力模糊者。

做法：桑叶和枸杞子一起放入茶杯，用沸水冲泡，焖 5 ～ 10min 后饮用。

用法：每日 1 次，可在早晨或午后饮用。

9. 菊杞决明茶

原料：菊花 5g，枸杞子 10g，决明子 10g。

功效：清肝明目，缓解眼睛疲劳，适合长期用眼过度者。

做法：决明子稍微炒熟后，与菊花和枸杞子一起放入茶杯，用沸水冲泡，焖 10min 后饮用。

用法：每日 1 次，适合在下午饮用。

10. 枸杞龙眼茶

原料：枸杞子 10g，龙眼肉 5g。

功效：补血养肝，明目安神，适合体虚、眼睛疲劳伴有失眠者。

做法：将枸杞子和龙眼肉放入茶杯中，用沸水冲泡，焖 10min 后饮用。

用法：每日 1 次，适合在晚上饮用，有助于睡眠。

11. 山楂杞菊茶

原料：山楂片 5g，枸杞子 10g，菊花 5g。

功效：消食化积，养肝明目，适用于伴有消化不良的视疲劳。

做法：将山楂片、枸杞子和菊花放入茶杯中，用沸水冲泡，焖 5 ～ 10min 后饮用。

用法：每日 1 次，适合在饭后饮用。

12. 杞菊桑椹茶

原料：枸杞子 10g，菊花 5g，桑椹 10g。

功效：滋阴补肾，明目乌发，适合肝肾亏虚、视疲劳伴有头晕耳鸣者。

做法：将枸杞子、菊花和桑椹放入茶杯中，用沸水冲泡，焖 10min 后饮用。

用法：每日 1 次，可在早晨或午后饮用。

13. 甘草绿茶

原料：甘草 3g，绿茶 5g。

功效：清热解毒，益气明目，适用于肝火上炎导致的眼睛红肿、疼痛。

做法：将甘草和绿茶放入茶杯中，用沸水冲泡，焖 5min 后饮用。

用法：每日 1 次，适合在午后饮用。

第三节　穴 位 按 摩

一、现行推广的新版眼保健操及腧穴解析

自 1961 年眼保健操问世以来，经过多次改进，目前在学校推行的已是第六套。眼保健操对缓解眼部疲劳、改善学生视力具有一定效果，更是让全国的学生从小培养起了爱眼护眼的良好习惯，至今仍是学校开展学生眼健康工作的重要举措。现介绍如下。

第一节：按揉攒竹穴。

穴位位置：双眉头凹陷处。

操作手法：用双手大拇指罗纹面分别按于两侧穴位上；其余四指自然放松、弯曲，指尖抵在前额上。

节奏：随音乐口令，每拍按揉一圈，连做四个八拍。

力度：适中，轻微酸胀感为宜。

解析：攒竹，经穴名，属足太阳膀胱经，布有额神经内侧支和额动、静脉。主治头痛，目眩，目翳，目赤肿痛，迎风流泪，近视，眼睑瞤动，眉棱骨痛，以及急、慢性结膜炎，面神经麻痹等。

第二节：按压睛明穴。

穴位位置：鼻骨两旁近眼内角处。

操作手法：用双手食指罗纹面轻按在两侧穴位上，其余四指自然放松、握起，呈空心拳状。

节奏：随音乐口令，有节奏地上下按压穴位，每拍一次，共四个八拍。

力度：适中，轻微酸胀感为宜。

解析：睛明，经穴名，属足太阳膀胱经。手足太阳、足阳明、阴跷、阳跷之会。布

有滑车上、下神经，动眼神经，眼神经和内眦动、静脉，以及眼动、静脉之本干。主治目赤肿痛，迎风流泪，胬肉攀睛，内外翳障，雀目，青盲，夜盲，色盲，近视，以及急、慢性结膜炎，泪囊炎，角膜炎，电光性眼炎，视神经炎等。

第三节：按揉四白穴。

穴位位置：瞳孔正下方，鼻翼两指处。

操作手法：用双手食指罗纹面分别按在两侧穴位上，大拇指抵在下颌凹陷处，其余四指自然放松、握起，呈空心拳状。

节奏：随音乐口令，有节奏地按揉穴位，每拍一圈，做四个八拍。

力度：动作幅度不要太大。

解析：四白穴，经穴名，属足阳明胃经。有面动、静脉分支，眶下动、静脉；布有面神经分支，当眶下神经处。主治目赤痛痒、眼睑瞤动、目翳等目疾。

第四节：按揉太阳穴，刮上眼眶。

穴位位置：外眼角后陷窝处。

操作手法：双手大拇指分别按于两侧太阳穴上，接着用双手食指的第二个关节内侧，稍加用力从眉头刮到眉梢。

节奏：随音乐口令，有节奏地按揉穴位，每拍一圈，做四个八拍。

力度：适中、轻微酸胀感为宜。

解析：太阳穴在中医经络学上被称为“经外奇穴”，有左为太阳，右为太阴之说。今多据《圣济总录》结合《奇效良方》等，定位在颞部，当眉梢与目外眦之间，向后约一横指的凹陷处。布有耳颞神经，面神经，颧颞神经，以及颞筋膜间静脉丛，颧眶动、静脉，颞深动、静脉。主治目赤肿痛，三叉神经痛，面神经麻痹，急性结膜炎，睑腺炎等。

第五节：按揉风池穴。

穴位位置：在颈后枕骨下，也就是两侧大筋脉外侧凹陷处。

操作手法：将双手食指和中指并拢，然后把罗纹面按在风池穴上，其余三指自然放松。

节奏：随音乐口令，有节奏地按揉，每拍一次，做四个八拍。

力度：为保证按揉的舒适度，头部可稍微前倾。

解析：经穴名，属足少阳胆经。足少阳、阳维之会。布有枕小神经分支和枕动、静脉分支。主治目赤肿痛，迎风流泪，夜盲症，电旋旋光性眼炎，视神经萎缩等。

第六节：揉捏耳垂，脚趾抓地。

穴位位置：耳垂正中，脚趾。

操作手法和节奏：用双手大拇指和食指罗纹面，捏住耳垂正中眼穴，其余三指自然并拢弯曲，随音乐口令，有节奏地揉捏穴位，每拍揉捏一圈；揉捏的同时，双脚的全部脚趾跟随节拍做抓地运动，每揉捏耳垂一圈，做抓地运动一次。连做四个八拍。

力度：适中，轻微酸胀感为宜。

解析：耳垂即耳部穴位，同时脚趾也有丰富的穴位，两者具有沟通经络，活血明目的作用。

眼保健操结束后，要记得张开双眼，向窗外眺望远处 1 ～ 2min。眼保健操是适合各类人群在日常生活中进行的有效眼部护理方法。此外，胡莹教授总结了一个简便的三招按摩疗法，用以缓解视疲劳。第一步，紧闭双眼，闭眼时用力，使睑板腺促进油脂分泌，达到润滑和保湿的效果，有助于缓解眼睛干涩。第二步，按压太阳穴，并轻轻轮刮眼眶，用力适中，直至感到酸胀感，以促进眼部血液循环。第三步，挺胸伸展，双手抱头，起身时颈部后仰，帮助缓解颈部紧张，达到放松和伸展的效果。

二、针灸专家给出的按摩方案

（一）应用范围

对于眼部视疲劳、酸痛发胀不适，青少年儿童近视、弱视，干眼症、视物模糊等眼健康问题能有效改善。

（二）主要穴位

睛明、攒竹、鱼腰、丝竹空、太阳、瞳子髎、承泣、四白、风池、风府、内关、光明穴等。

（三）主要手法

按、摩、推、揉、掐、切、点法等。

（四）操作步骤

患者仰卧位。

（1）用两手食指着力，从两眼之间睛明穴至攒竹穴方向推、摩 30 下，局部有热痛感。

（2）用两手拇指指尖分别切掐两眉的攒竹、鱼腰、丝竹空穴（眼眶），1 ～ 2min。

（3）用两手拇指指腹从两眉心起向外分推、摩双眉及前额部 15 下。

（4）用两手拇指指腹从下眼眶边缘内起向外分推、摩 15 下，再分别按揉两承泣、瞳子髎、四白穴各 1～2min。

（5）用两手拇指先按揉太阳穴 1～2min，有酸胀感。

（6）用两手并拢搓热，熨眼 1～2min。

（7）用两中指分别按揉后脑勺两侧风池、风府穴约 3min，有酸胀感。

（8）用两拇指交叉掐揉内关穴、光明穴约 30s 有酸麻胀感。

第四节　其他保健方法

一、结合功法保健

（一）健身气功·明目功

健身气功·明目功是国家体育健身气功管理中心继 2003 年和 2010 年分别编创推出易筋经、五禽戏、六字诀、八段锦和太极养生杖、导引养生功十二法、十二段锦、马王堆导引术、大舞 9 种健身气功功法后，再次以科研课题方式组织编创的健身气功新功法。其包括健身气功·明目功（青少版）和健身气功·明目功（成人版）两种，两套功法既秉承传统，又融入时代，是对传统明目文化的一次升华。健身气功·明目功（成人版）以河南中医药大学路世才教授的增视功为基础，经过整理研究历代明目文献和功法，并结合成人的身心特点进行了升华编创。成人版明目功注重从养护人的整个生命系统的角度来突出明目的效果，具有动静结合、练形养气、柔韧舒缓、易学易练、操作灵活等特点。科学测试表明，坚持明目功锻炼具有缓解视疲劳、改善视力、调节眼局部组织功能、优化整体身心状态等显著作用。

（二）健身气功·明目功（成人版）功法操作

1. 预备势

动作说明：两脚并拢，两腿自然站立；两臂自然垂于体侧，两掌心轻贴于腿外侧；下颌微收，头正颈直，竖脊舒胸，周身中正，唇齿合拢，舌尖放平，轻贴上颚，面带微笑；目视前下方。

呼吸方法：自然呼吸或腹式呼吸。

意念活动：内心平静，恬淡虚无，意念专一。

2. 第一式：伸展乾坤舒木轮

动作说明。

动作一：接上式。重心右移，左脚开步，两腿自然伸直，两脚平行站立，脚内侧缘与肩同宽，大趾略内扣，目视前方。

动作二：上动不停，两臂侧起，至与身体呈 45° 角时，两臂外旋，至侧平举时转掌心向上，两掌于头顶上方相合，指尖向上，同时提踵；目视远方。

动作三：上动不停，两脚脚跟缓慢下落，同时仰面上视，目光落在相合的两手掌掌根，动作稍停。之后，松肩坠肘落臂，手掌劳宫穴下落至与两眼水平时，两掌大指距眼部 20cm 左右，随即两掌打开，掌心向内，覆于眼部，距离眼部约 5cm，以劳宫穴对应眼球部位，双目微闭，稍停顿。随后，两掌贴面部缓缓下落相合（中指尖于承浆穴处），两掌大鱼际再贴身体前正中线缓慢下滑，拇指指尖至膻中穴部位时，两掌缓慢打开，贴于期门穴处，之后，两掌指尖斜向前下方，掌根沿中线向下推摩，经过髋关节，两臂自然下垂于体侧，目视前方。

重复动作一至动作三 2 遍，共做 3 遍。

呼吸方法：动作二吸气；动作三手臂下落时呼气。

意念活动：动作三仰面上视时，目光落在相合的两掌掌根部，意念通过手掌，在头顶上方极远处，然后将意念逐渐收回。动作三，劳宫穴对应眼球部位，意在眼部。

3. 第二式：左右引臂运火轮

动作说明。

动作一：接上式。两膝微屈，同时两臂由体侧向前抬起，掌心相对，掌根平脐时合掌，指尖向前，掌根距腹部约 20cm。动作不停，两腿伸直，同时两臂上抬，顺势立腕，转指尖斜向前上方，劳宫穴与膻中穴同高，大鱼际距胸 10cm，然后转指尖向前，向正前方伸直手臂；目视前方。

动作二：上动不停，以腰带动手臂向左转体，水平划弧，手掌保持拇指在上；同时，以右手中指为主，沿左臂内侧中线缓慢滑过，在左臂即将完成划弧 180° 时，右手中指指腹点按膻中穴，随即继续转体至 180°，同时右手握拳、中指点按劳宫穴，动作稍停。眼随手动，由近及远，目视远方。

动作三：上动不停，以腰带动身体回转，左臂向前水平划弧 180° 至身体前正中线；同时，右拳变掌，以中指为主，经膻中穴按原路线返回，至两掌相合，指尖向前；眼随手动，由远及近，目视前方。

动作四：重复动作二、动作三 1 遍，动作相同，方向相反。

动作五：上动不停，松肩坠肘，两掌外旋分开，目光由极远处缓慢拉近到小指根部，随即掌心向面，缓慢内收至眼前约 10cm 处，动作稍停，目光随之移动。上动不停，松肩坠肘，两掌相合下移至胸前，大鱼际距胸壁 20cm、中指尖约与膻中穴同高时，两掌分开，缓慢下垂于体侧；同时，左脚并步；目视前方。

动作六：上动不停，右脚平开，脚外侧缘与肩同宽，目视前方。重复动作一至动作五，动作相同，方向相反。

呼吸方法：向后转体为吸气，由后向前转体为呼气；掌心向面缓慢内收时吸气；分掌下按时呼气。

意念活动：中指沿手臂内侧滑过时，意随中指而动；两掌分开，目光由极远处缓慢拉近到小指根部时，意念位于小指根部；掌心向面，缓慢内收，止于眼前约 10cm，动作稍停，意念位于眼睛。

4. 第三式：环臂转睛培土轮

动作说明。

动作一：接上式。重心右移，左脚平开，脚内侧缘与肩同宽；目视前方。

动作二：双膝微屈成高马步，右臂内旋向后划弧，握固，右手背贴在命门穴；同时左手内旋向前划弧至体前正中线上，变为剑指，指尖向下、手心向内，腕关节与肚脐同高，距离腹壁约 20cm。上动不停，随重心上提，左手以垂腕姿势沿体前中线缓缓提起，至额前上方时，左腕内旋翻转，剑指向右，手心向前上方，而后左手以“坐腕”（指尖朝上）姿势从左上方向左侧落下；左手下落的同时双膝逐渐屈曲下蹲成高马步姿势；此即手落身落。左手落至前正中线、腕与肚脐平时，手腕内旋至腕背转向右侧，剑指向下，以垂腕姿势自身体右侧上提划弧至额前上方；两腿缓缓伸直；此即手起身起；头部保持中正，目随手转。左手从额前上方向左侧下落，经右侧至额前上方为一圈。共做 3 圈。

动作三：上动不停，左手剑指变掌，松肩坠肘落左臂，自体前中线下落，经过膻中穴。至中脘穴时转掌心向下、指尖向右。中脘穴，人体任脉上的主要穴道之一，位于上腹部前正中线上，脐上 4 寸（胸骨下端和肝脏连接线中点）。随即下按手掌至与脐同高，距离腹壁约 20cm；同时微屈膝。

动作四：动作不停，重心右移，左脚收回并步；同时右手变掌，两臂放松垂于体侧，重心上起，自然站立；目视前方。

动作五：接上式，重心左移，右脚平开，脚内侧缘与肩同宽。右式环臂转睛与左式环臂转睛动作相同，方向相反。开左步左臂划 3 圈，开右步右臂划 3 圈，共 6 圈。

呼吸方法：手臂做环绕动作，抬起时吸气，下落时呼气。中线提起时吸气，下落时呼气；手臂自体前中线提起时吸气，下落时呼气。

意念活动：手臂划圈时，意念集中在手指；掌心下按时，意念集中在丹田。

5. 第四式：丹田开合调金轮

动作说明。

动作一：接上式。重心右移，左脚开步，脚内缘与肩同宽；随后，屈膝下蹲，大腿与小腿后侧约成 135°，同时，屈肘体前抬臂，两掌与肚脐同高，指尖向前、掌心相对，掌间距约 20cm，掌根与腹部相距约 15cm，松肩、坠肘、松腕；目视前下方。

动作二：上动不停，两膝缓慢伸直；同时，两臂上臂抬起外展约 60°，前臂水平，指尖向前，掌心相对，两掌与膻中穴同高；目视前方，动作稍停。随后，屈膝下蹲，重心下落，大腿与小腿后侧约成 135°；同时，两掌相合至间距 20cm，与肚脐同高，指尖向前，掌根与腹部相距 15cm；目视前下方，动作稍停。一开一合为 1 遍，共做 3 遍。

动作三：第三遍开合动作后，腹前合掌，指尖向前，与肚脐同高，掌根与肚脐相距 15cm；随即两膝缓慢伸直，同时相合的手掌抬起至眼部，以两掌拇指根部后方肌肉隆起处，大鱼际侧缘的最高点贴向目内眦，沿鼻根部向下轻摩至四白穴，再环绕向上经过太阳穴、攒竹穴，两手鱼际合于印堂穴，止于目内眦。重复摩运 3 圈。

动作四：轻摩完毕，两手分别沿鼻旁、口角旁下引，随即离开面部，缓缓落向体侧。重心右移，收回左脚，并步站立。

动作五：重复动作一至动作四，唯步法左右相反。开左步做一遍，开右步做一遍，共做两遍。

呼吸方法：两掌拉开时吸气，相合时呼气；大鱼际按摩眼周时，自然呼吸。

意念活动：两臂开合吸气时，意守丹田；大鱼际按摩眼周时，意念在两眼。

6. 第五式：推掌抚耳润水轮

动作说明。

动作一：接上式。重心右移，左脚开步，两脚内侧缘与肩同宽，脚尖略内扣；目视前方。

动作二：上动不停，两脚不动，向左转体 90°；同时，前后抬臂至侧平举，腕关节与肩同高，肘关节微屈，垂腕，指尖向下；目视左手方向。

动作三：上动不停，手腕伸直外旋，转掌心向上。身体缓慢转正，带动左臂屈肘内收，左掌内卷至耳根处，食指桡侧轻抚耳郭，立掌向前方推出至前正中线，肘关节微屈，掌心斜向前，劳宫穴与膻中穴同高；同时，右手握固收回腰间，位于髂棘上方，拳心向上；同时，屈膝下蹲成高马步。左掌前推到位时，内力贯于左臂，两目圆睁（虎视），目视前方，同时牙关咬紧，腰间握固之手用力紧握，动作稍停。

动作四：两眼放松，两腿伸直，同时，身体右转，前后抬臂，左掌放松，抬臂至前正中线，右手由拳变掌，后摆抬臂至后正中线，分别向上抬起至腕关节与肩同高，肘关节微屈，垂腕，指尖向下，目视右手方向。

动作五：上动不停，旋腕，转掌心向上。身体缓慢转正，带动右臂屈肘内收，右掌内卷至耳根处，食指桡侧轻抚耳郭，立掌向前方推至前正中线，肘关节微屈，掌心斜向前，劳宫穴与膻中穴同高；左手握固收回腰间，位于髂棘上方，拳心向上；同时，屈膝下蹲成高马步。右掌前推到位时，内力贯于左臂，两目圆睁（虎视），目视前方，同时牙关咬紧，腰间握固之手用力紧握，动作稍停。一左一右为一遍，共做 3 遍。

动作六：3 遍完成后，右掌变握固收至腰间，拳心向上。重心右移，左脚收回成开步自然站立；同时两拳变掌，两手顺势下落于体侧。动作不停，两臂由体侧外展，抬至 45°时，两臂逐渐外旋，与肩同高时转掌心向上，随即继续上举，两手在头顶上方环抱，两肘微屈，掌心向下、指尖相对，两掌指相距 10cm 左右。然后两掌沿体前正中线徐徐下落，至与小腹同高时两掌分开，自然垂于体侧。

呼吸方法：身体左右转体 90°，前后抬臂，指尖向下时吸气；身体转正，推掌时呼气。

意念活动：两目圆睁虎视时，意念在眼部；两掌沿体前中线徐徐下落时，需意守丹田；两臂前后抬起，目视后手时，意在腰间。

7. 第六式：点穴鸣鼓和五轮

动作说明。

动作一：接上式。身体重心下降，两膝微屈，两臂由体侧划弧至体前正中线，掌背相对，掌心向外，指尖向下，腕关节与肚脐同高，拇指距离腹部约 10cm；目视前下方。

动作二：两腿伸直；同时，两手沿体前正中线向上提起，腕关节与膻中穴同高时，松肩坠肘，翻腕至掌心向面，两掌尺侧相并，腕关节与肩同高，四指并拢微屈，两目微闭，用中指指腹点按睛明穴，默念“1-2-3-4-5-6”，每默念一个数，点按 1 次，每个穴位共点按 6 次。

动作三：上动不停，两手中指指腹贴皮肤滑向攒竹穴，同法点按 6 次。

动作四：上动不停，同法点按鱼腰穴。

动作五：上动不停，同法点按瞳子髎穴。

动作六：上动不停，同法点按承泣穴。

动作七：上动不停，当两手中指指腹贴皮肤由承泣穴滑向翳明穴时，眼睛慢慢睁开，同法点按翳明穴。

动作八：接上动作，同法点按风池穴。

动作九：上动不停，依序完成上述 7 穴点按之后，以掌掩耳，劳宫穴对耳孔，以食指叠放到中指背面，滑动食指，做叩击枕部的动作（鸣天鼓），同时默念“1-2-3-4-5-6”，每默念一个数字的同时，鸣天鼓 1 次，连叩 6 次；同法再叩齿 6 次。两掌轻轻压按耳朵，迅速放开。

动作十：上动不停，两手顺颈部两侧下滑，在胸前合掌，指尖斜向前上方，掌根与膻中穴同高，拇指距离胸壁约 10cm；目视前下方。

呼吸方法：点穴、鸣天鼓、叩齿时以自然呼吸为主；点按穴位时呼气，手指放松时吸气。

意念活动：点按穴位时，意念在眼部；鸣天鼓及叩齿时，意守丹田。

8. 收势

动作说明。

动作一：接上式。两掌沿体前正中线缓慢下落，同时，由掌心相对旋转至虎口交叉，两掌相叠，男性左手在内，女性右手在内，贴于神阙穴，舌在口腔内先顺时针转动 6 圈，后逆时针转动（赤龙搅海）6 圈，鼓漱 6 次，分 3 次吞津。然后两脚脚趾上跷、抓地，共做 3 次。（注：鼓漱，即闭口鼓肋做漱口动作；吞津，即将鼓漱时口内产生的唾液分泌物慢慢吞下。）

动作二：两掌分开，两臂自然垂于体侧；同时左脚收回成并步。

呼吸方法：两掌缓慢下落时呼气；两掌交叉合于神阙穴，宜行腹式呼吸；赤龙搅海、鼓漱、吞津时为自然呼吸。

意念活动：两掌交叉合于神阙穴时，意守丹田；赤龙搅海、鼓漱时，意守丹田；吞津时以意念引入丹田。

二、现代科技产品保健

（一）现代眼贴产品的选择与使用

1. 眼贴的类型

现代眼贴产品因其便捷和有效性，成为缓解视疲劳的一种流行选择，眼贴产品的类型多样，根据不同的成分和功能，可以分为以下几类。

（1）保湿眼贴。

功能：主要用于缓解眼睛干涩，适合长期在空调环境或使用电子设备者。这类眼贴通常含有透明质酸、甘油等保湿成分，能够有效补充眼部水分，保持眼周皮肤的湿润。

适用人群：适合长期在干燥环境中工作或生活，或者长时间使用电子设备导致眼睛干涩的人群。

（2）抗疲劳眼贴。

功能：含有薄荷、绿茶提取物、维生素 C 等成分，能够缓解眼睛疲劳、提神醒目。使用后会感到清凉舒适，能够短时间内缓解因过度用眼导致的疲劳感。

适用人群：适合长时间用眼过度，眼部容易疲劳的人群，尤其是需要快速恢复眼睛状态的人，如上班族、学生等。

（3）热敷眼贴。

功能：使用时会自动发热，适合眼睛疲劳、眼部浮肿、黑眼圈等问题。热敷能够促进眼部血液循环，放松眼部肌肉，缓解紧张和压力。

适用人群：适合长时间近距离用眼，眼部容易疲劳、浮肿或有黑眼圈问题的人群，尤其是在睡前使用效果较好。

（4）冷敷眼贴。

功能：主要用于缓解眼睛浮肿、红肿、发炎等问题，具有镇静和舒缓作用。冷敷能迅速降低眼部温度，减轻炎症反应。

适用人群：适合眼睛出现过敏性反应、红肿或炎症后的护理，也适合用于缓解炎热天气中的眼部不适。

2. 眼贴的使用方法

在使用眼贴前，应彻底清洁眼部和面部，以确保没有化妆品或其他污垢残留，这样可以避免引发皮肤问题。打开眼贴包装后，将眼贴轻轻贴合在眼睛下方的皮肤上，确保紧密贴合，不要有气泡或褶皱，尽量避免眼贴直接接触眼球。大多数眼贴的建议使用时间为 15 ～ 20min，热敷或冷敷眼贴应根据个人舒适度调整使用时间，不宜过长，以免造成不适。对于普通保湿或抗疲劳眼贴，可以每天使用 1～2 次，对于治疗型眼贴，如中药眼贴，应根据产品说明或医嘱使用，避免过度使用。在使用眼贴后，可以轻轻按摩眼部周围皮肤，以促进眼部血液循环，增强眼贴效果。

（二）眼部按摩仪的选择与使用

1. 眼部按摩仪的功能类型

眼部按摩仪是一种通过物理按摩、热敷、气压等方式帮助缓解眼部疲劳的设备。选择合适的眼部按摩仪，并正确使用，可以有效减轻眼部疲劳，改善视力健康。其中气压按摩通过模拟人手按压的方式，利用气囊进行眼部的轻柔按摩，有助于缓解眼部肌肉紧张，促进血液循环；振动按摩利用高频振动刺激眼部穴位和周围肌肉，帮助缓解眼疲劳和酸痛感；热敷功能内置发热元件，通过恒温热敷来放松眼部肌肉，改善血液循环，减轻眼睛干涩和疲劳；音乐与声控功能通过舒缓的音乐来帮助放松精神，增强按摩效果。很多现代眼部按摩仪集成了多种功能，如气压、振动、热敷、红光照射等，可以提供全面的眼部护理。

2. 选择眼部按摩仪时的考虑因素

选择佩戴舒适、不压迫眼球的按摩仪，按摩仪应与眼部贴合良好，但不应过紧，以免引起不适，同时根据个人需求选择功能适合的按摩仪。例如，如果眼睛干涩严重，可以选择带有热敷功能的设备；如果需要放松眼部肌肉，可以选择气压或振动按摩仪。按摩仪应选择使用柔软、安全的材质，避免对眼部皮肤造成刺激。产品质量应经过认证，确保使用安全。如果需要经常外出使用，可以选择电池续航时间长、重量轻便的便携式按摩仪。

（三）蓝光过滤镜片的使用建议

1. 选择合适的蓝光过滤镜片

蓝光过滤镜片是专门设计用于减少有害蓝光对眼睛的影响的一种眼镜片。蓝光主要来自电子设备的屏幕、LED 灯和荧光灯，长期暴露在蓝光下可能导致眼睛疲劳、视力下降和干眼症等问题。在过滤效果上选择能够过滤特定波长蓝光的镜片，通常过滤范围在 400～450nm 为最佳，这个波段的蓝光对眼睛的损害较大。在透光率方面，蓝光过滤镜片的透光率越高，视觉效果越自然，透光率在 90% 以上的镜片通常不会改变屏幕的颜色显示，但仍能有效过滤蓝光。镜片材质可以选择高质量的镜片材质，如树脂镜片或高折射率的光学镜片，这些材料轻便且耐用，适合长时间佩戴。

2. 使用场景

在使用电脑、手机或平板电脑时佩戴蓝光过滤镜片，可以减少蓝光对眼睛的刺激，尤其是在夜间或长时间使用电子设备时效果更佳。在以 LED 或荧光灯为主要光源的环境中，佩戴蓝光过滤镜片有助于减少眼睛疲劳和干涩。夜间驾驶时，蓝光过滤镜片可以减少车灯的炫光，提升夜间视野清晰度和驾驶安全性。在工作或学习过程中，尤其是需要长时间盯着屏幕或阅读时，佩戴蓝光过滤镜片可以帮助减轻眼睛负担。

三、特殊人群的保健

（一）儿童与青少年

儿童与青少年时期是视力发育的重要阶段，由于他们的眼睛尚未完全发育成熟，加上长时间近距离用眼（如学习、阅读、使用电子设备），容易导致视疲劳和视力问题。这个阶段眼轴长度随着年龄的增长而变化，过度的近距离用眼还容易导致眼轴过度增长，增加近视的风险。

针对儿童与青少年的视疲劳预防与调护，提倡合理的用眼习惯，保持正确的读写姿势，而且在读写时要保持背部挺直，避免驼背或趴着写作业，确保桌椅高度和角度。限制电子设备使用时间，建议儿童每天使用电子设备的时间不超过 1 ～ 2h，青少年不超过 2 ～ 3h。每次用眼时间不应超过 30 ～ 40min，之后应休息 10 ～ 15min。电子设备的屏幕亮度应适中，避免过亮或过暗，最好与环境光线相匹配。鼓励儿童和青少年每天进行眼保健操，有助于缓解眼部疲劳，促进眼部血液循环。

同时良好的生活习惯也非常重要，研究表明，户外活动时间的增加可以有效预防近视的发生。建议每天至少进行 1 ～ 2h 的户外活动，接受自然光的照射，有助于眼睛的正常发育。户外活动时，注意避免阳光直射眼睛，可佩戴适当的太阳镜保护眼睛。均衡饮食与营养的补充，鼓励摄入富含维生素 A、维生素 C、维生素 E，以及叶黄素、玉米黄质等有助于眼睛健康的食物，如胡萝卜、菠菜、蓝莓、鱼类。保证每天足够的饮水量，防止眼睛干涩，保持眼睛湿润。保证充足的睡眠，儿童每天需要 9 ～ 11h 的睡眠，青少年则需要 8 ～ 10h 的睡眠。充足的睡眠有助于眼睛的恢复和发育，避免熬夜，培养早睡早起的习惯，确保眼睛在夜间得到充分的休息。

定期视力检查，建议儿童和青少年每年进行一次全面的眼科检查，以便早期发现和纠正视力问题，如近视、远视、散光等。如果发现孩子经常眯眼、揉眼、看东西歪头、近距离看物等行为，应尽早带孩子到医院检查，及时采取矫正措施。如需佩戴矫正眼镜，应选择合适的镜片和镜架，确保眼镜正确佩戴。定期检查和调整眼镜度数，以满足视力的需求。在非必要的情况下，尽量减少眼镜的依赖，鼓励孩子多进行远眺和户外活动，帮助眼睛恢复自然的调节能力。

家长也应以身作则，示范正确的读写姿势和使用电子设备的习惯，并积极参与户外活动，与孩子共同保护眼睛健康。帮助孩子合理安排学习和休息时间，避免长时间连续用眼，减轻学习压力对眼睛的影响。关注孩子的心理健康，帮助他们应对学习和生活中的压力，保持积极的心态，避免因焦虑导致视疲劳。鼓励孩子参与各种兴趣爱好，如体育运动、音乐、艺术等，分散过度用眼带来的压力，培养全面发展的健康生活方式。引导孩子合理使用电子设备，将娱乐与学习平衡，避免长时间依赖屏幕。

通过这些措施，家长和教师可以共同帮助儿童与青少年养成良好的用眼习惯，预防视疲劳，保护他们的视力健康，确保他们在成长过程中拥有清晰的视野和健康的眼睛。

（二）老年人

老年人的视力随着年龄的增长可能会逐渐退化，出现如老花眼、白内障、黄斑变性等问题。与此同时，老年人的身体功能也在逐步下降，这些变化可能会加重视力的衰退。因此，老年人需要特别注意视力保护和眼部健康的管理。

1. 视力退化的常见问题

（1）老花眼。

症状：随着年龄增长，眼睛的晶状体逐渐失去弹性，导致看近处的物体变得模糊。

调护建议：可以通过佩戴合适的老花镜或双焦眼镜来矫正视力，必要时使用放大镜辅助阅读。

（2）白内障。

症状：晶状体变得混浊，影响光线通过，导致视力模糊、对比度下降，甚至出现双影。

调护建议：在白内障早期，佩戴遮光眼镜可以减少眩光，必要时进行手术治疗。

（3）黄斑变性。

症状：黄斑区的退行性病变，导致视野中央出现暗影或模糊，严重时可能导致失明。

调护建议：定期眼科检查，早期发现和治疗。避免暴露在强光下，佩戴防紫外线的太阳镜，饮食上增加叶黄素和玉米黄质的摄入。

（4）干眼症。

症状：泪液分泌减少或泪膜不稳定，导致眼睛干涩、灼热感、异物感等症状。

调护建议：使用人工泪液缓解干眼症状，注意眼部卫生，避免长时间用眼。

2. 视力保护与调护措施

（1）定期眼科检查。

检查频率：建议老年人每年进行一次全面的眼科检查，以便早期发现白内障、黄斑变性等眼疾。

视力监测：定期监测视力和眼压，及时调整眼镜度数，确保视力的清晰度和舒适度。

（2）使用合适的眼镜。

多焦点眼镜：对于同时有老花眼和近视的老年人，多焦点或渐进镜片可以帮助他们更好地适应不同距离的视物。

防紫外线眼镜：外出时佩戴防紫外线眼镜，保护眼睛免受紫外线伤害，预防白内障和黄斑变性。

（3）合理安排用眼时间。

减少长时间近距离用眼：老年人在看书、看报或使用电子设备时，建议每次用眼时间不超过 30～40min，然后休息 10～15min。

定期远眺：休息时可以看远处的景物，让眼睛放松，缓解视疲劳。

3. 老年人群的特殊视力需求

（1）夜间视力保护。

夜间照明：老年人夜间视力下降明显，家中应设置夜灯或感应灯，防止夜间起床时因光线不足而发生意外。

避免眩光：夜间驾驶时，佩戴防眩光眼镜，减少车灯光线对眼睛的刺激。

（2）处理视力下降。

辅助设备：使用放大镜、大字体阅读器等工具，帮助老年人看清细小的文字或物体。

定期复查：随着年龄增长，视力可能进一步下降，应定期复查视力，及时调整矫正措施。

四、心理调养

心理调养的重要性在现代生活中日益凸显，尤其是在应对压力、焦虑和生活挑战时，心理调养起到了关键作用。良好的心理状态不仅对整体健康有益，还能显著影响身体的生理功能，包括免疫系统、心血管健康和视力健康。通过系统的心理调养，可以显著提升心理健康水平，并通过其对生理健康的正面影响，提升整体生活质量。这种全方位的身心健康管理是现代生活中至关重要的部分，有助于长期保持健康和幸福感。

（一）身心放松与视疲劳的关系

视疲劳不仅仅是由长时间用眼引起的，还与心理压力、情绪紧张、身体疲劳等因素密切相关。当身心处于紧张状态时，眼睛容易感到疲劳，视力可能受到影响，通过放松身心，可以有效缓解视疲劳，改善眼部健康。

在面对高强度工作、长时间学习或生活压力时，身体会产生应激反应，导致眼部肌肉紧张，血液循环不畅，从而加剧视疲劳，焦虑、紧张等负面情绪也会增加眼部不适的感觉。其次长时间的工作或学习，尤其是长时间使用电脑或手机，容易导致全身疲劳，特别是颈肩部位的肌肉紧张，这种紧张会传导到眼部，使得眼睛更加容易疲劳和酸痛。还有长期睡眠不足会导致眼睛得不到充分的休息，眼部肌肉持续紧张，容易出现视力模糊、干涩和眼痛等症状，睡眠质量差也会加重视疲劳。而且在紧张状态下，身体的血液循环往往会受到抑制，导致眼部供血不足，从而加剧视疲劳，尤其是在长时间保持同一姿势时，血液循环不畅更为明显。

身心健康是整体健康的一部分，眼部健康与全身的状态密不可分，全身的紧张和疲劳会加重眼部的负担，而全身的放松和恢复则有助于缓解眼部的不适。通过综合的身心调养，如健康的饮食、规律的运动、良好的睡眠和适度的放松，可以改善全身健康状态，从而提高眼部的健康水平。每天安排至少 15 ～ 30min 的时间进行身心放松练习，如瑜伽、太极拳、深呼吸或冥想，帮助减轻身体和眼部的疲劳。通过这些身心放松的方法，不仅能有效缓解视疲劳，还能提升整体健康状态，增强对日常压力和挑战的应对能力。长期坚持身心放松练习，有助于保持眼睛的健康和良好的视力。

（二）缓解眼部压力的心理调养方法

1. 正念冥想

方法：找一个安静的地方坐下或躺下，闭上眼睛，放松身体。专注于呼吸，感受每一次吸气和呼气的过程，放松面部尤其是眼部肌肉。如果思绪漂移，轻轻将注意力带回呼吸，不带评判地观察每个念头的出现和消散。每次冥想时间可以从 5min 开始，逐步延长到 20min。

效果：正念冥想有助于减轻心理压力，放松眼部周围的肌肉，减少眼部紧张和疲劳感。

2. 深呼吸练习

方法：坐下或站立，双手放在腹部，闭上眼睛，放松肩膀。缓慢吸气，感觉空气进入鼻腔，经过喉咙，充满整个肺部，同时腹部隆起。缓慢呼气，感受腹部逐渐收缩，空气从肺部排出。重复这个呼吸循环 5～10min，每次呼吸都尽量深长而平稳。

效果：深呼吸可以帮助放松神经系统，改善眼部的血液循环，减轻因压力引起的眼部疲劳。

3. 视觉化放松

方法：闭上眼睛，深呼吸几次，使自己完全放松。想象自己在一个宁静、舒适的地方，如海边、山林或草原。尽可能详细地描绘这个场景，感受周围的颜色、声音、气味和空气的流动。在这个场景中，感受眼睛的放松，想象眼部的紧张感逐渐消失，被柔和的光线和空气包围。保持这种放松状态 5～10min，然后缓慢睁开眼睛。

效果：视觉化放松可以帮助减少心理压力，放松眼部肌肉，减轻眼部疲劳和不适感。

4. 眼部放松训练

方法：保持眼睛轻轻闭合，深呼吸，放松眼部肌肉。闭眼情况下，缓慢将眼球从左到右、从上到下转动，每个方向各做 5 次。用食指和中指轻轻按摩太阳穴、眉心和眼眶周围的肌肉，保持轻柔的力度。用温热的毛巾敷在眼睛上，保持 2～3min，帮助放松眼部肌肉，促进血液循环。

效果：眼部放松训练可以缓解眼部的紧张感，减少视疲劳，促进眼睛周围的血液循环。

5. 渐进性肌肉放松法

方法：从脚趾开始，逐步向上收紧每一个肌肉群，然后慢慢放松。注意每次放松时的感觉。当放松到面部时，特别关注眼部肌肉的放松。先紧紧闭眼几秒钟，然后慢慢放松，感受眼部压力的释放。完成全身肌肉的放松后，深呼吸几次，保持这种放松的状态。

效果：渐进性肌肉放松法通过系统地收紧和放松全身肌肉，帮助减轻全身和眼部的紧张感，改善视疲劳。

6. 日记书写和情感表达

方法：每天花 10～15min 记录当天的感受和情绪。可以写下引起压力或焦虑的事件，也可以记录积极的经历和感悟。通过书写，整理思绪，找到导致眼部压力的情绪源头，并思考如何调整心态和行为。如果感到孤独或困扰，主动与家人、朋友或心理咨询师交流，寻求支持。

效果：书写日记和表达情感可以帮助释放内心的压力，减轻情绪负担，间接减轻眼部的疲劳感。

7. 保持健康的生活方式

方法：保持规律的作息，确保每天有 7～8h 的充足睡眠。均衡饮食，多摄入富含维生素 A、维生素 C、维生素 E 和 Omega-3 脂肪酸的食物，如胡萝卜、菠菜、鱼类。定期进行适度的运动，如步行、游泳等，帮助改善全身血液循环，减轻眼部压力。

效果：健康的生活方式可以全面提升身体的抗压能力，帮助缓解眼部的疲劳和压力。

参考文献

[1] 张必萌，汤晓龙 . 常见眼病针灸治疗实用手册 [M]. 上海：上海科学技术出版社，2021.

[2] 庞龙 . 视疲劳中医古籍探源及其证治 [J]. 中国中医基础医学杂志，2007，(9)：669–670.

[3] 黄钡明 . 针刺治疗视疲劳的临床疗效观察 [D]. 广州：广州中医药大学，2011.

[4] 崔炳南 . 当代中医皮科流派临床传承书系 [M]. 北京：中国医药科技出版社，2023.

[5] 刘梦雨 . 揿针治疗视频终端视疲劳的临床疗效观察 [D]. 北京：北京中医药大学，2023.

[6] 张祝强，左韬，赵磊，等 . 揿针联合滴眼液治疗视频显示终端视疲劳疗效观察 [J]. 上海针灸杂志，2019，38（10）：1140–1143.

[7] 郭菊兰，云洁，田霞，等 . 揿针治疗视频终端视疲劳的临床观察 [J]. 医学食疗与健康，2020，18（20）：6–8.